现代消毒技术 环境
应用手册

主编 彭恒文文

科学出版社

北京

内 容 简 介

本书介绍了特殊领域消毒工作的基本知识、科学理念、防控技术及其应用方法。包括消毒的基本概念、消毒方法及分类、消毒设备、常用物理消毒和灭菌方法、常用化学消毒剂和灭菌方法、消毒剂的配制，传染病疫源地消毒、特殊环境消毒等。本书有助于提升基层卫生防疫管理人员与技术人员的专业素养，增强卫生防疫意识，以形成科学的消杀理念，更好地保障人民群众的生命健康。

本书可供基层卫生防疫管理人员与技术人员阅读参考。

图书在版编目（CIP）数据

现代消毒技术及特殊环境应用手册 / 彭恒，文文主编 . -- 北京：科学出版社，2024.1
ISBN 978-7-03-076688-5

Ⅰ . ①现… Ⅱ . ①彭…②文… Ⅲ . ①消毒—手册 Ⅳ . ① R187-62

中国国家版本馆 CIP 数据核字（2023）第 197798 号

责任编辑：李　玫 / 责任校对：张　娟
责任印制：师艳茹 / 封面设计：龙　岩

科 学 出 版 社 出版
北京东黄城根北街 16 号
邮政编码：100717
http://www.sciencep.com

三河市春园印刷有限公司印刷
科学出版社发行　各地新华书店经销
*
2024 年 1 月第 一 版　开本：720×1000　1/16
2024 年 1 月第一次印刷　印张：7 1/4
字数：130 000

定价：68.00 元
（如有印装质量问题，我社负责调换）

编著者名单

主　编　彭　恒　文　文

副主编　周秋明　单文琪

编著者　（以姓氏笔画为序）

文　文　白　洁　庄松阳　芮　冰

李　平　李汶欣　李翔宇　张婉莉

周秋明　单文琪　赵春燕　姜　宁

袁　浩　陶　峰　盛望望　彭　恒

董昊炜

审　阅　马雅军　杨振洲

前　言

　　"消杀灭"是消毒、杀虫、灭鼠的简称，长期以来是疾病预防控制工作的重要组成部分，对于减少传染病流行，保护人民健康起着十分重要的作用。近年来新冠疫情的全球大流行促进了全民防疫意识的提升，然而，在工作和生活中，仍然存在许多"消杀灭"技术应用不合理等问题，甚至存在不了解应用禁忌，错误使用相关技术的情况，对人员健康和生产生活安全构成了风险。

　　为了便于基层一线技术人员和人民群众快速、准确掌握科学的"消杀灭"技术，我们编写了系列手册，分别为《现代消毒技术及特殊环境应用手册》《现代杀虫技术及特殊坏境应用手册》和《现代灭鼠技术及特殊环境应用手册》。系列手册内容覆盖了"消杀灭"相关的基本概念、知识、基本技术、使用方法和注意事项等。我们希望将理论知识准确传递给读者，由于相关读者大多数不具备专业知识背景，因此在编写时力求通俗易懂，并配有图片，便于读者理解，同时，保持书稿的科学性。

　　为了更好地符合实际应用需求，我们在本系列手册的编写中注重对用品选择、药品配制、施药、储存、废弃物处置、个人防护和中毒处理等实际应用环节的说明；对于近年来新出现的技术进行了简要介绍；对特殊环境下"消杀灭"技术的选择和注意事项进行了说明，以便更好地帮助读者实施实际的"消杀灭"工作。

　　虽然编者尽力追求更加完美，但由于学科的快速发展，加上编者水平有限，书中难免存在不足之处，望各位同行及读者提出宝贵建议，以便我们加以改进。

彭　恒 教授

中国人民解放军海军军医大学

2023 年 9 月

目　录

第一章

消毒学概论

第一节 消毒学的概念及其内涵

一、消毒的概念

"消毒"是一个广义的概念，包括了灭菌（sterilization）、消毒（disinfection）、防腐（antisepsis）、保藏（perservation）4 个方面。消毒是一种状态、一种结果，也指一种处理过程、处理方法。

（一）灭菌

灭菌，指的是杀灭或去除外环境中一切微生物的过程，既包括致病与非致病微生物，也包括细菌繁殖体、细菌芽孢、真菌及其孢子、病毒、立克次体、衣原体、螺旋体等，还包括原生动物和藻类。灭菌保证的水平必须达到 10^6 级，即灭菌处理过的物品，其表面微生物的存活率低于 10^{-6}。

值得注意的是，只要接触患者的血液或是进入无菌组织和无菌体腔的医疗器材都必须达到灭菌的水平。对于仅接触人体皮肤、表浅体腔黏膜及一般卫生用品，仅做消毒处理即可。

灭菌剂包括醛类化合物、烷基化气体灭菌剂、过氧化物灭菌剂等，高剂量的含氯消毒剂、含溴消毒剂也有与灭菌剂相同的灭菌效果。

（二）消毒

消毒，指的是杀灭或清除外环境中除细菌芽孢以外的各种病原微生物的过程。消毒保证的水平为 10^3 级，即消毒处理过的物品，其表面微生物的存活率低于 10^{-3}。

值得注意的是，消毒的目的不是杀灭或去除污染物体上的全部病原微生物，而是使其减少到不至于引起疾病的数量。消毒不能杀灭所有微生物，但是能够减少微生物的数量。根据消毒的目的，可分为预防性消毒和疫源地消毒。

消毒剂只要求杀灭细菌繁殖体和病毒，并不要求杀灭细菌芽孢。

（三）防腐

防腐，指的是杀灭或抑制活组织上微生物的生长繁殖，以防止其感染。防腐的作用效果取决于应用药物的浓度、作用时间、pH、温度、微生物特点及有机物的存在等。

一种药物如果不能杀灭微生物，而仅能抑制其生长繁殖，则不能称之为消毒剂，但可以作为防腐剂。

（四）保藏（保存）

保藏（保存），指的是用化学、物理因子或生物的方法防止物质的生物学腐败。保存通常是为了防止药物制剂、化妆品和食品等的损坏所采取的措施。

消毒剂和防腐剂大多可以作为保存剂，但是保存剂并不都可以用作消毒剂和防腐剂。

二、消毒学概念

消毒学（science of disinfection）是研究利用消毒因子杀灭、清除、中和或抑制人体外环境中的目标微生物，使其达到无害化的科学。消毒学的内容主要包括消毒理论、消毒因子、消毒目标微生物、消毒指示微生物、消毒技术和消毒方法、消毒相关产品毒理安全性评价和消毒学检验等多方面系统化的知识。概括来说，消毒学是研究消除体外微生物减少危害人体健康的科学。我们通常所说的消毒学指的是医学消毒学。

三、消毒学的学科范畴

消毒学的学科范畴非常广泛，不仅涉及预防医学、分析化学、医学微生物学和卫生检验学等的基础知识和理论，也涉及物理学、化学、毒理学、仪器分析学和分子生物学技术及其相融合，是一门具有独特性的交叉学科。

四、消毒的内涵

（一）消毒因子

消毒因子（disinfection agents）是指用于消毒的物质或能量，包括物理消毒因子、化学消毒因子和生物消毒因子，或其两者或三者组合而成的复合消毒因子。

1. 物理消毒因子（physical disinfection agents） 是指通过物理原理产生消毒效果的因子，如热力、电离辐射、紫外线辐射、微波、超声波和等离子体。也包括通过擦拭、冲洗等物理摩擦、物理过滤、物理空间阻隔等方式产生的消毒效果。

2. 化学消毒因子（chemical disinfection agents）　是指通过化学反应产生消毒效果的因子，如灭菌剂、消毒剂、抗（脓）毒剂/抗（脓）毒药、抗菌剂、抑菌剂和防保剂等。

3. 生物消毒因子（biological disinfection agents）　是指通过生物学原理产生消毒效果的因子，如动物提取物、植物提取物、微生物代谢的生物活性成分或微生物活体，包括酚类化合物、醌类化合物、精油、生物碱、多糖、多肽、酶、噬菌体等。

（二）人体外环境

最初的"外环境"仅指无生命体的物体表面，目前一般认为，人体外环境（external environment of human body）除包括液体、气体和固体物体外，还包括有生命机体的体表和表浅体腔。

人体外环境指的是人体生存所处的自然界及人体与自然界直接接触的机体部分微生物环境，主要包括：①人体的体表、与外界相通的腔道和创口等；②人体所处的周围环境和场所（如空气、水体、土壤和普通物体表面）；③人类食用、使用和享用的物品（如食物、药物、化妆品、饮用水、医疗器械、餐具、衣物、家具、书籍等）。

（三）目标微生物

目标微生物（target microorganism）是指每次消毒活动中消毒因子所要杀灭、清除、中和或抑制的微生物，存在于消毒对象的里和表。

（四）消毒作用方式

消毒作用方式（mode of action of disinfectants）是指消毒因子通过杀灭、清除、中和或抑制等作用于目标微生物的方式。

1. 杀灭　指消毒因子对目标微生物造成不可逆、彻底的摧毁，也可用"杀死""毁灭"和"灭活"等来表述，是通过杀灭病毒核酸而导致病毒死亡。

2. 清除　通过物理摩擦、过滤介质、物理空间阻隔等方式清除滤过目标微生物，或是远离目标微生物的方式达到消毒的目的。

（1）物理摩擦去除目标微生物：如用流水冲洗、抹布擦拭待消毒物品。

（2）过滤介质滤除目标微生物：如细菌滤器、空气高效过滤器、口罩等。

（3）物理和空间阻隔隔离或远离目标微生物：如佩戴防护服、防护面罩、护目镜，隔离医学观察等。

3. 中和　指针对抗原抗体反应的消毒方式，如机体针对特定的病原体抗原产生的中和抗体（可溶性蛋白），能有效中和该病原体抗原，阻止病原体对机体细胞的感染。

4. 抑制 指消毒因子控制目标微生物的生长繁殖活性而并未杀灭它们，这种控制是暂时的，在抑制因素解除后，目标微生物仍可复活生长。

（五）无害化

通过消毒因子的处理，消毒对象目标微生物的数量有所减少，达到了"消毒"要求的水平，使得其对人体、物体等不产生危害的程度，称为无害化（harmless）。

（六）消毒方法或消毒措施

消毒方法或消毒措施是指对不同消毒对象所采取的具体消毒方法，包括利用物理、化学和生物消毒因子去处理消毒对象目标微生物，达到所需的消毒水平。

（七）消毒方法分类

1. 按消毒因子的性质分类 包括物理消毒法、化学消毒法和生物消毒法。

2. 按消毒因子对目标微生物作用的目的分类 包括灭菌法、消毒法、抗（脓）毒法、抗菌法、抑菌法和防保法（防腐保存法）。

3. 按消毒因子对目标微生物作用的效果分类 包括低效消毒法、中效消毒法、高效消毒法和灭菌法。

（八）传染病病原体消毒遵循的三大铁律

1. 尽早发现病原体 通过提高对病原体的检验水平、对病原体中间宿主的监测检验、对病原体可能污染的环境样本监测检验，尽早发现病原体。

2. 立即隔离控制病原体 确定病原体存在时，首要任务是控制传染源，必须立即对确诊和（或）疑似病例进行隔离治疗。对密切接触者进行集中隔离或居家隔离观察，居家隔离者需在符合隔离条件的环境中隔离。

3. 立即彻底杀灭病原体 对传染源活动过的场所、交通工具、使用过的生活物品等立即做好终末消毒；对接诊传染源的医疗场所和使用中的器物做好随时消毒。若传染源为媒介生物，立即捕杀，做好终末消毒。

第二节 消毒技术应用的科学理念

一、消毒遵循的原则

1. 消毒应以清洁卫生为主，以预防消毒为辅。一般情况下先进行清洗，再进行消毒。被甲类传染病病原体、朊病毒、气性坏疽及突发不明原因传染病污染时需先进行消毒再清洗。

2. 消毒应遵循首选物理消毒法（如常规压力蒸汽灭菌法），其次选用化学消毒法或其他消毒法的原则。

3.消毒应坚持科学的原则，应根据消毒对象和消毒场所，选择适宜有效的物理或化学消毒方法。调整消毒剂有效含量、作用时间和消毒频次。

4.消毒应坚持安全的原则，使用的消毒设备和产品应是对环境影响最小、对人体伤害最低、物品损坏程度最小的合格产品。

5.消毒应根据消毒等级和消毒要求，科学合理消毒，不可随意提高消毒剂的浓度和缩短消毒作用时间，防止过度消毒和滥用消毒剂，以免对人和环境造成危害及耐消毒剂病原体的出现。

二、不宜采用的消毒措施

1.对于很少用手触及的室外场所及物品，如地面、绿植、墙面等，没有明确受到呕吐物、分泌物、排泄物污染的，不需要消毒。不宜对室外环境开展大规模的消毒，如使用无人机、喷洒车、喷雾器等设备，对街道、营区、园区、广场、马路、行驶的汽车外表面及车轮等实行喷洒消毒液（粉）消毒。

2.不宜使用超低容量喷雾器、热烟雾机等对外环境进行空气消毒。

3.不宜直接使用消毒剂（粉）对人员进行消毒，如设置喷雾消毒通道让人员通过，或直接对人员喷洒消毒液。

4.不宜对水塘、水库、人工湖等环境投加消毒剂（粉）进行消毒。营舍、办公场所等室内下水道不必经常消毒。

5.不得在有人的环境中对空气（空间）使用化学消毒剂消毒。不得使用醇类、季铵盐类、醛类、胍类消毒剂对室内空气进行消毒。不宜使用循环风空气消毒器进行终末消毒。不可使用加湿器进行含氯消毒剂的喷雾消毒。

6.不宜用戊二醛对物体表面和环境进行擦拭和喷雾消毒。

7.不宜使用高浓度的含氯消毒剂（有效氯含量＞1000mg/L）做预防性消毒。

第三节　消毒学基本术语

一、消毒方法和消毒因子

（一）消毒法、消毒剂、消毒器

1.消毒法　简称消毒。

2.消毒剂　指用于消毒的药剂。

3.消毒器　指用于消毒的器具、器械或装置。

4. 消毒因子 用于消毒的物质或能量。

（二）灭菌法、丁达尔灭菌法、灭菌剂、灭菌器

1. 灭菌法 简称灭菌。

2. 丁达尔灭菌法 又称间歇灭菌法。

3. 灭菌剂 指杀灭一切微生物，用于灭菌且能达到灭菌要求的药剂。

4. 灭菌器 指灭菌的器具、器械或装置。

（三）抗脓毒法、抗毒剂

1. 抗脓毒法 简称抗毒，是杀灭或抑制活的机体上的微生物，防止机体因感染受到毒害或严重感染造成脓毒症的方法。

2. 抗毒药 又称抗菌剂，是能用于杀灭或抑制引起脓毒症感染病原体的药剂。

（四）抗菌法、抗菌剂

1. 抗菌法 指杀灭或妨碍细菌繁殖体和细菌活性的方法。

2. 抗菌剂 指可以用于抗菌的药剂。

（五）防保法、防保剂

1. 防保法 又称防腐保存法、防腐法、保存法、保藏法，指用物理、化学或生物的方法防止物质的生物学腐败。

2. 防保剂 指可以用于防腐保存的药剂。

（六）抑菌法、抑菌剂

1. 抑菌法 简称抑菌，指抑制或阻碍细菌繁殖和细菌活性的方法。

2. 抑菌剂 指可以用于抑菌法的药剂。

（七）清洁法、清洁剂、清洁器

1. 清洁法 简称清洁，指去除物体表面污染物的方法。

2. 清洁剂 指可以用于清洁法的制剂。

3. 清洁器 指用于清洗处理的器具、器械或装置。

（八）抗微生物因子

杀灭或抑制微生物生长的因子称为抗微生物因子。

（九）杀藻剂、杀菌剂、杀真菌剂、杀病毒剂、杀微生物剂、杀卵剂

1. 杀藻剂 指用于杀灭藻类的药剂。

2. 杀菌剂 指用于杀灭细菌的药剂。

3. 杀真菌剂 指用于杀灭真菌的药剂。

4. 杀病毒剂 指用于毁灭或灭活病毒使其失去感染性的药剂。

5. 杀微生物剂 指用于杀灭微生物的药剂，包括消毒剂、抗毒剂和防保剂等。

6. 杀卵剂 指用于杀灭感染性寄生虫虫卵的药剂。

（十）生物负载

生物负载是指消毒物品中微生物的负载（数量）。

（十一）烟熏消毒法

烟熏消毒法是由具有消毒作用的药物或非药物制备而成，用其熏烟来消毒场所或物品的方法。

（十二）生物腐蚀

生物腐蚀指产品或物品中的微生物活性导致材料变质的现象。

（十三）生物指示剂

生物指示剂用于确认灭菌设备性能的特殊活微生物制品，也可用于灭菌程序的验证、生产过程灭菌效果的监控等。

（十四）污染、去污染

1. 污染 指组织或无微生物材料中混入了有害物质，其数量或程度达到或超出载体承载力，从而改变载体正常状态的现象。

2. 去污染 指去除组织或物品上污染的微生物的过程。

（十五）感染和热休克

1. 感染 指微生物侵入宿主并在其中生长的现象。

2. 热休克 指亚致死热处理芽孢诱导其发芽和杀灭微生物繁殖体。

（十六）灭活（法）和巴斯德消毒法

1. 灭活法 指杀灭或抑制微生物的繁殖或酶的活性。

2. 巴斯德消毒法 又称巴氏消毒法。是指加热牛奶、酒或其他液体至 $60 \sim 100℃$、30min 以显著减少微生物或杀灭病原微生物和腐败微生物的消毒方法。

（十七）层流

层流是在医院手术室和免疫抑制患者病房的空气中，平行流出以减少微生物污染和感染机会的系统。

（十八）病原体、热原体

1. 病原体 指引起机体疾病的微生物。

2. 热原体 指引起机体发热的物质，如细菌内毒素。

（十九）卫生剂和医疗保健产品

1. 卫生剂 指用于降低微生物的污染水平达到公共卫生要求安全级别的药剂。

2. 医疗保健产品 包括医疗装置（包括体外诊断医疗装置）和医药产品（包括生物药物）。

二、消毒效果指标和评价试验

（一）浓时积值、温时积值、照时积值

1.浓时积值　又称为 C-t 值，是消毒剂的浓度和作用时间的乘积，用于比较消毒剂杀灭微生物作用的强弱，或比较微生物对消毒因子的抵抗力大小。

2.温时积值　又称为 θ-t 值，是消毒器提供的热力温度和时间的乘积，表示消毒器的作用强度。

3.照时积值　又称为 I-t 值，是紫外线照射强度和时间的乘积，表示消毒器的作用强度。

（二）抵抗力

抵抗力指暴露于某种消毒因子下的微生物，能够抵抗该消毒因子而存活下来的能力。微生物对化学消毒剂的抵抗力由强到弱的顺序是：朊病毒＞细菌芽孢＞分枝杆菌＞亲水病毒＞真菌＞细菌繁殖体＞亲脂病毒。

（三）D_{10} 值、D 值、K 值、N 值、Q 值、Z 值、A_0 值

1.D_{10} 值　指经过辐射处理后，存活细菌总数减少到原有细菌总数 1/10（10%）时，所需要吸收的剂量。

2.D 值　指在设定的暴露条件下，杀灭特定试验微生物总数 90% 所需的时间。

3.K 值　是消毒速度常数。K 值越大，表示消毒速度越快。

4.N 值　是消毒剂的稀释系数或浓度系数，用于表示消毒剂的浓度对消毒剂效果的影响程度。N 值越大，表示浓度变化对消毒效果的影响越大。

5.Q 值　是温度系数，热力灭菌时，表示温度每升高 1℃，消毒速度加快的倍数。

6.Z 值　在热力灭菌时，将作用时间减少 90%，或 D 值减少一个对数值，所需相应提高的温度度数（℃）。Z 值是表示微生物热敏感性的指标。

7.A_0 值　是评价湿热消毒效果的指标，指当以 Z 值表示的微生物杀灭效果为 10K 时，温度相当于 80℃ 的时间（s）。

（四）酚系数

在作用时间相同的情况下，某消毒剂和酚的杀灭效果相同时，该消毒剂浓度相对于酚浓度的倍数，是用于比较消毒剂杀菌作用的指标。

（五）自然菌、活菌计数和菌落形成单位

1.自然菌　指消毒作用对象上自然存在的非人工污染的细菌。

2.活菌计数　指测定单位体积中含有的活菌数量。

3.菌落形成单位　指在活菌培养计数时，由单个细菌或聚集成团的多个细菌在固体培养基上生长繁殖所形成的细菌集落。

（六）平均单个细菌存活时间

平均单个细菌存活时间是指在一定条件下，某种消毒因子作用于某种细菌，使该细菌减少到 1 个的时间。它是测定消毒剂对微生物杀灭作用的指标。

（七）杀灭对数值、灭活对数值

1. 杀灭对数值　在一定条件下，某种微生物暴露于某种消毒因子，消毒前后微生物数量减少的对数值。

2. 灭活对数值　在一定条件下，某种病毒暴露于某种消毒因子，消毒前后病毒数量减少的对数值。

（八）杀灭率、杀灭时间、杀灭指数

1. 杀灭率　指在一定条件下，某种微生物被某种消毒因子作用后，数量减少的百分率。

2. 杀灭时间　指在一定条件下，某种微生物被某种消毒因了作用后，所有微生物被杀灭的时间。对细菌而言，即全部样本培养均无菌生长的最短作用时间。

3. 杀灭指数　指在一定条件下，某种微生物被某种消毒因子作用后，消毒处理前后微生物数量之比。

（九）消亡率

消亡率是指空气消毒现场试验中，某空间经消毒后，其空气中微生物减少的含量与未消毒前该空气中微生物的含量的百分比。

（十）10min 临界杀菌浓度

10min 临界杀菌浓度是指消毒剂在作用 10min 时，杀灭试验菌的最大临界稀释浓度。是评价消毒剂杀菌作用的指标。

（十一）无菌保证水平

无菌保证水平是指灭菌处理后，单位物品上存在单个活微生物的概率。无菌保证水平通常表示为 10^{-n}，医学灭菌一般设定无菌保证水平为 10^{-6}。也就是经灭菌处理后，在 100 万件物品中最多只允许有 1 件物品存在活的微生物。

（十二）最小杀菌浓度、最小抑菌浓度

1. 最小杀菌浓度　指在一定条件下，在相同时间内，化学或生物制剂杀灭细菌的最低浓度。

2. 最小抑菌浓度　指在一定条件下，在相同时间内，化学或生物制剂抑制细菌生长的最低浓度。

（十三）中和剂鉴定试验

消毒学试验前，选择合适的中和剂用于后续消毒学试验的试验。

（十四）细菌定量杀灭试验、杀灭分枝杆菌试验、杀灭真菌及其孢子试验

1. 细菌定量杀灭试验　指在实验室内测定消毒剂杀灭菌悬液中或染菌载体

上细菌繁殖体和细菌芽孢所需剂量，以验证对细菌适用的消毒剂的剂量。

2. 杀灭分枝杆菌试验　指在实验室内测定消毒剂杀灭菌悬液中或染菌载体上分枝杆菌所需剂量，以验证对分枝杆菌（包括结核杆菌）适用的消毒剂的剂量。

3. 杀灭真菌及其孢子试验　指在实验室内测定消毒剂杀灭菌悬液中或染菌载体上真菌繁殖体或真菌孢子所需剂量，以验证对真菌及其孢子适用的消毒剂的剂量。

（十五）病毒灭活试验和消毒剂能力试验（能量试验）

1. 病毒灭活试验　在实验室内通过具有一定代表性的、活的病毒及其细胞感染等技术，评价各种用途的消毒因子对测试病毒的杀灭效果。按此方法进行的试验，是对消毒因子灭活病毒能力的验证。病毒灭活试验主要适用于消毒相关产品的鉴定或日常监测。

2. 消毒剂能力试验（能量试验）　指在不断增加微生物负担的情况下，消毒剂溶液保持其杀灭微生物活力的能力。

（十六）无菌试验和抑菌环试验

1. 无菌试验　无菌是指不存在任何微生物的状况，往往是灭菌处理的结果。无菌试验是用于检查要求无菌的药品、医疗器具、生产原料、敷料及其他物品是否处于无菌状态的一种试验。

2. 抑菌环试验　适用于抑菌剂与溶出性抗菌抑菌产品的鉴定。是将载有一定量的抑菌剂的抑菌片贴于接种有一定量细菌的琼脂表面，利用抑菌剂不断溶解，经琼脂扩散形成不同浓度梯度，显示其抑菌作用。试验通过抑菌环的大小判断其抑菌能力的强弱。

（十七）最小抑菌浓度测定试验和滞留抑菌效果试验

1. 最小抑菌浓度测定试验

（1）琼脂稀释法：适用于不溶性抗菌抑菌产品。确定抗（抑）菌物质抑制受试菌生长的最低浓度，即最小抑菌浓度。

（2）营养肉汤稀释法：适用于可溶性抑菌产品。

2. 滞留抑菌效果试验　本试验通过模拟适合细菌生长、繁殖和可能产生感染的皮肤条件，使用随机、双盲、配对比较的方法检测抗菌抑菌香皂和抗菌沐浴露12h或24h的滞留抑菌效果。

（十八）洗衣粉抗菌抑菌效果试验、振荡烧瓶试验、浸渍试验、奎因试验和贴膜试验

1. 洗衣粉抗菌抑菌效果试验　本方法通过模拟洗衣机的洗衣过程，检测抗菌抑菌洗衣粉的抗菌作用。

2. 振荡烧瓶试验　在液体中通过快速长时间的振荡，增加微生物与抗菌抑菌产品内抑菌剂的接触以显示其抑菌作用。试验根据抑菌率大小判断其是否具有抑菌能力。本试验适用于对非溶出性抗菌抑菌织物的鉴定。

3. 浸渍试验　将试样和对照织物分别放于三角烧瓶中，将含有肉汤培养基的试验菌悬液接种于试样和对照织物上，经培养后，分别将培养前后试样上的细菌洗下，再测定细菌的数量，可计算出试样上细菌减少的百分比。该方法适用于溶出性抗菌织物的检测。

4. 奎因试验　将菌悬液直接滴于抗菌抑菌产品上，覆盖以培养基，加强微生物和抑菌剂的接触，以显示其抑菌作用，试验根据抑菌率的大小判断其抑菌能力的强弱。本试验适用于非溶出性硬质表面抗菌、抑菌产品的鉴定。

5. 贴膜试验　将试验菌接种于抗菌制品表面，然后用塑料薄膜覆盖，使试验菌与试样表面充分接触后作用一定时间，洗脱试样表面的试验菌进行定量培养，计算抗菌活性值，以评价其抗菌抑菌效果。

三、消毒动力学、消毒机制和研究技术

（一）灭活微生物动力学
研究消毒因子作用于目标微生物后，目标微生物死亡的定量规律。

（二）杀灭微生物作用机制
消毒因子作用于目标微生物时，目标微生物的结构和性能发生变化的原理。

（三）暴露时间、存活时间
1. 暴露时间　又称消毒时间、消毒作用时间，指在一定条件下，消毒因子和消毒作用对象有效接触的时间。

2. 存活时间　指消毒因子作用于指示微生物后，指示微生物能存活的最长时间。

（四）存活曲线、杀灭曲线、灭活曲线
1. 存活曲线　指在一定条件下，某种消毒因子作用于某种微生物后，该微生物的数量随该消毒因子强度的增加或作用时间的延长而减少的趋势线。

2. 杀灭曲线　指在一定条件下，某种微生物暴露于某种消毒因子，其杀灭对数值随暴露时间的延长或消毒因子处理强度（如浓度、温度、辐照强度、辐照吸收剂量、频率和输出功率等）的增大而变化的趋势线。

3. 灭活曲线　指在一定条件下，某种病毒暴露于某种消毒因子，其灭活对数值随暴露时间的延长或消毒因子处理强度的增大而变化的趋势线。

（五）逆转录聚合酶链反应
逆转录聚合酶链反应指提取细胞中的总 RNA，以其中的 mRNA 作为模板，

采用寡核苷酸片段［oligo（dT）］或随机引物，利用逆转录酶反转录成 cDNA；再以 cDNA 为模板进行 PCR，获得目的基因的扩增；寡核苷酸片段［oligo（dT）］是由 12～20 个脱氧胸腺嘧啶核苷酸组成的人工合成的寡核苷酸片段。

（六）芯片转录组分析

芯片转录组分析也称微阵列转录组分析，应用芯片高通量技术对转录组测序，是一种快捷可靠的获取转录组信息的方法。通过 mRNA 的转录和表达分析，可获得研究对象基因组转录区域的信息，鉴定转录发生位点、可变剪切等，可对基因进行精确的定量分析。

（七）电子显微镜技术和原子力显微镜技术

1. 电子显微技术　是一种利用电子显微镜对材料进行特征分析（如形貌观察、能量色散 X 射线分析等）的技术。

2. 原子力显微镜技术　原子力显微镜利用微悬臂感受和放大悬臂上尖细探针与受测样品原子之间的作用力，从而达到检测的目的，具有原子级的分辨率，是用以研究固体材料表面结构的分析技术。

（八）形态学改变和崩解试验、能量色散 X 射线分析和差示扫描量热法

1. 形态学改变和崩解试验　指消毒学试验中用于了解微生物在消毒因子作用下形态学改变情况的试验。

2. 能量色散 X 射线分析　指利用不同元素的 X 射线光子特征能量的不同而进行的成分分析。

3. 差示扫描量热法　指在程序控温下，测量物质与参比物之间的能量差随温度变化的一种技术。

（九）X 射线衍射分析和全基因组关联分析

1. X 射线衍射分析　指利用晶体形成的 X 射线衍射，对物质内部原子的空间分布状况进行结构分析的方法。

2. 全基因组关联分析　指在人类全基因组范围内找出存在的序列变异，即单核苷酸多态性，从中筛选出与疾病相关的单核苷酸多态性。

（十）生物发光技术、流式细胞仪技术、微量荧光检测技术和转录组测序技术

1. 生物发光技术　指用发光酶基因标记微生物的检测手段。

2. 流式细胞仪技术　指用激光对通过激光束的颗粒进行计数的检测手段。

3. 微量荧光检测技术　指用微量荧光检测器进行检测的技术。

4. 转录组测序技术　是指把细胞内所有转录产物的集合，包括 mRNA、smallRNA、tRNA 和非编码 RNA 等的全部，或者其中一些，通过高通量测序技术获得序列，反映出它们的表达水平。

（十一）电喷雾离子化/质谱法

电喷雾离子化/质谱法是指带有电喷雾离子化系统的质谱分析法，具有很高的灵敏度，且电离后的分子变成带有多电荷的离子，这种多电荷离子的产生大大扩展了普通质谱仪能分析的质量范围，使质谱仪可以分析分子量为几十万质量单位的蛋白质分子。

四、与消毒相关的基本概念

消毒的分类见图 1-1。

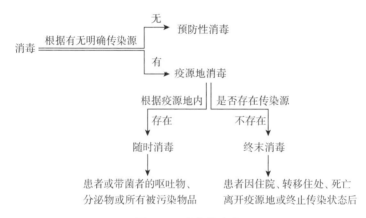

图 1-1　消毒的分类

1. 预防性消毒　是指以预防为目的，在未发现传染源的情况下，对有可能被病原微生物污染的物品和场所进行消毒。如公共场所消毒、运输工具消毒、饮水消毒、粪便污水无害化处理。包括日常和传染病流行时期的预防性消毒。

2. 疫源地消毒　是指对存在或曾经存在传染源（患者或带菌者）的场所进行的消毒。疫源地消毒的目的是及时消除病原体，实现疫源地的无害化。疫源地消毒分为随时消毒和终末消毒。

3. 随时消毒　在疫源地内，有传染源存在时，对其排出的病原体可能污染的环境和物品及时进行消毒，称为随时消毒。

4. 终末消毒　是指传染源离开疫源地后，对疫源地进行的彻底消毒。

第二章

消毒技术应用的对象

第一节　微生物的种类

整个生物界可分为细胞性生物和非细胞性生物两大类。细胞性生物的基本结构是细胞，包括动物、植物和大部分微生物。非细胞性生物则没有完整的细胞结构，仅有核酸和蛋白质外壳的病毒和感染性核酸（亚病毒）。

微生物是一群个体微小、结构简单，须借助显微镜才可看见的微小生物群。其种类繁多，至今发现的已有 10 万种左右。微生物通常包括病毒、细菌、真菌、原生物和某些藻类。根据其结构可将微生物分为以下 3 类。

一、原核细胞型微生物

原核细胞（prokaryotic cell）型微生物没有细胞器，仅有原始核而无核膜和核仁。细菌、立克次体、支原体、衣原体、螺旋体和放线菌等均属于原核细胞型微生物。

二、真核细胞型微生物

真核细胞（eukaryotic cell）型微生物包括原生动物、真菌和一些藻类。它们的细胞核分化程度较高，有核仁、核膜和染色体，胞质内有完整的细胞器。真核细胞和原核细胞的主要区别见表 2-1。

表 2-1　真核细胞和原核细胞的主要区别

名称	原核细胞	真核细胞
细胞核	无包膜	有包膜
细胞壁	肽聚糖	纤维素

续表

名称	原核细胞	真核细胞
线粒体	无	有
质膜体	有	无
叶绿体	无	有

（引自：Hugo WB and Russell AD，1998）

三、非细胞型微生物

非细胞型微生物（noncellular microorganism）包括病毒和类病毒。它们的个体微小，能通过细菌滤器，只能在活细胞内复制。

根据是否对人类和动物有致病性，可将微生物分为致病性微生物和非致病性微生物两类。在消毒学上主要重视致病性微生物，因为消毒的目的是杀灭这些微生物，所以必须研究致病性微生物的结构、遗传、代谢和生态特点，对物理和化学因子的抵抗力等。同时，还要关注一些非致病性微生物，因为它们可以对物质造成生物腐败，造成经济损失，此外，还可用于消毒学试验。

第二节 病 毒

病毒是一种非细胞性生物，没有细胞壁、细胞膜、核糖体等细胞结构。病毒只能在宿主细胞的细胞器，例如细胞核、线粒体、核糖体和细胞质成分中生活。具有 3 个主要特性：①只有一种核酸，DNA 或 RNA，而不是像细胞性生物那样两者兼有；②大部分病毒没有酶，所以不能独立进行代谢；③所有病毒均为专性寄生，只能在适合的其他生物活细胞内生长繁殖。病毒利用宿主细胞的酶系统，以特殊的方式进行复制。

一、病毒的形态、大小和化学成分

（一）病毒的形态

病毒有两种基本形态：杆状和多面体。也有直杆状、曲杆状，有包膜和无包膜等。常见的多面体为 20 面体，它有 12 个角、20 个面、30 条棱，看上去像球形。如果再细分，可将病毒的形态分为五大类：球状体（spherical）、砖状（brick-shaped）病毒、弹状（bullet-shaped）病毒、蝌蚪状体（tadpole shaped）、丝状体（filamentous）。具体分类见表 2-2。

表 2-2　病毒形态的病毒类型

病毒形态	病毒类型
球状体	疱疹病毒属、腺病毒属、呼肠孤病毒、乳头瘤病毒、多瘤病毒、正黏病毒、副黏病毒、白血病病毒属、水痘疱疹病毒、鼻病毒属、肠道病毒属、冠状病毒、沙粒病毒等
砖状病毒	天花病毒、类天花病毒、传染性脓疱皮炎病毒、猴痘病毒、黏液瘤病毒
弹状病毒	水疱性口炎病毒、狂犬病毒
蝌蚪状体	噬菌体
丝状体	大多数植物病毒

（二）病毒的大小

使用电子显微镜可以测量病毒体的大小，计量单位是纳米（nanometer，nm）。各种病毒体大小差别很大，已知最大的医学病毒为直径达 300nm 的痘病毒，比支原体还要大一些；最小的医学病毒是直径为 18～20nm 的肠病毒和鼻病毒。

（三）病毒的化学成分

核酸构成病毒的核心，病毒仅有一种核酸：RNA 或 DNA，两者不可兼有，它们是单链的、双链的或环状的多核苷酸。病毒具有 1 种或 1 种以上蛋白质，每种蛋白质通常由许多相同亚单位构成，不同病毒蛋白质亚单位的分子量不等。蛋白质具有决定病毒的结构、与细胞受体部位结合的特异性、病毒的血清学特性和一些酶的活性的作用，并且保护了病毒的核酸。有些病毒含有 1 层膜外衣，称为包膜（envelope），包膜中含有脂质，大多为磷脂，还包括胆固醇、中性脂肪等。所有病毒都含有糖，因为糖是核酸的组成部分之一。一些有包膜病毒还含有糖蛋白，位于病毒的表面，与病毒的血清学活性有关。此外，多胺和金属离子，例如铁、钙、镁、铜、铝等也曾在某些病毒中发现。

二、病毒的结构及其功能

（一）核心

病毒的核心（core）由核酸（RNA 或 DNA）构成。核酸内储存着病毒的遗传信息，控制着病毒的遗传、变异、增殖和对宿主的感染性等。

（二）蛋白衣壳

所有病毒都有蛋白衣壳（capsid），蛋白衣壳是紧紧包裹在病毒核心外面的蛋白质结构。其作用是保护病毒的核酸免受外界不利因素的影响，例如核酸酶的破坏；表现各种病毒的特性——对宿主细胞的亲嗜性、致病性、毒力及病毒的抗原性等。蛋白衣壳和病毒的核酸共同构成核衣壳（nucleocapsid）。此为病毒的基本结构。

（三）囊膜

有些病毒，在蛋白衣壳的外面有一层含有脂类、蛋白质和糖类的包膜。囊膜（envelope）中的黏蛋白包在病毒上，由许多亚单位组成，这些亚单位也称为囊膜微粒。例如，流感病毒有血凝素和神经氨酸酶两种囊膜微粒。前者使病毒对宿主细胞有特殊的亲和力，并能使人和动物的红细胞发生凝集；后者可破坏宿主细胞表面的神经氨酸，便于病毒进入细胞内。

（四）触须

触须（antennae）是某些病毒的特殊结构。例如腺病毒，在其核衣壳的各个顶角上分别长出 1 根细长、顶端膨大呈球状的大头针状物（共 12 根），称为触须。其功能是凝聚和毒害宿主细胞。

三、病毒的繁殖

病毒复制的原理很简单。因为病毒是专性寄生生物，它们必须进入宿主细胞内，合成自己的信使 RNA，然后利用宿主细胞的核糖体、转移 RNA 等将病毒的 mRNA 转译成蛋白质（包括各种酶及结构蛋白质分子）。在这些酶的作用下，病毒的核酸及结构蛋白质得以大量合成，经过装配之后，成为病毒粒子而脱离宿主细胞。这一过程包括 5 个主要步骤：吸附（adsorption）、侵入（penetration）、生物合成（biosynthesis）、装配（assembly）和释放（release）。

四、病毒的分类

至今已发现的病毒有 1000 余种。根据其宿主对象的不同，分为动物病毒、植物病毒和细菌病毒（噬菌体）、真菌病毒等。医学上重要的病毒属于脊椎动物病毒。目前已发现的动物病毒约有 500 种，其中有些是对人致病的。目前通用的病毒分类方法是按核酸类型来分类，可分为 DNA 病毒（DNA virus）和 RNA 病毒（RNA virus）两类。

（一）DNA 病毒

1. 细小病毒科（parvoviridae）　科内病毒属：腺病毒伴随病毒。

2. 乳多空病毒科（papovaviridae）　科内病毒属：多瘤病毒，乳头状瘤病毒。

3. 腺病毒科（adenoviridae） 科内病毒属：腺病毒。

4. 疱疹病毒科（herpesviridae） 科内病毒属：单纯疱疹病毒，水痘－带状疱疹病毒，巨细胞病毒，Epstein–Barr 病毒。

5. 痘病毒科（poxviridae） 科内病毒属：正痘病毒、副痘病毒。

6. 嗜肝 DNA 病毒科（hepadnaviridae） 科内病毒属：正嗜肝 DNA 病毒属（乙型肝炎病毒）。

（二）RNA 病毒

1. 小 RNA 病毒科（picornaviridae） 科内病毒属：脊髓灰质炎病毒，柯萨奇病毒，埃可病毒，肠道病毒，鼻病毒。

2. 呼肠孤病毒科（reoviridae） 科内病毒属：正呼肠孤病毒，环状病毒。

3. 冠状病毒科（coronaviridae） 科内病毒属：冠状病毒。

4. 披膜病毒科（togaviridae） 科内病毒属：甲病毒，黄病毒，风疹病毒。

5. 沙粒病毒科（arenaviridae） 科内病毒属：拉沙病毒。

6. 布尼亚病毒科（bunyaviridae） 科内病毒属：布尼亚病毒，汉坦病毒，内罗毕病毒。

7. 正黏病毒科（orthomyxoviridae） 科内病毒属：甲、乙、丙型流感病毒，托高土病毒。

8. 副黏病毒科（paramyxoviridae） 科内病毒属：麻疹病毒，副流感病毒，风疹病毒。

9. 弹状病毒科（rhabdoviridae） 科内病毒属：狂犬病毒。

10. 丝状病毒科（filoviridae） 科内病毒属：埃博拉病毒，马尔堡病毒。

11. 逆转录病毒科（retroviridae） 科内亚科和病毒属：RNA 肿瘤病毒亚科，泡沫病毒亚科，慢病毒亚科（人类免疫缺陷病毒 HIV）。

五、亚病毒

亚病毒是指感染性核酸或蛋白质，比病毒的结构更简单，目前已知有类病毒和朊病毒。

（一）类病毒

类病毒（viroid）比病毒更小，更简单，仅是一个无蛋白外壳的游离 RNA 分子。对各种物理化学因子都不敏感，对热和紫外线均有较强的抵抗力。

（二）朊病毒

朊病毒（prion, virino）是一种蛋白质，又称蛋白质侵染因子。能感染动物细胞并在宿主细胞内复制，是小分子无免疫原性的疏水蛋白质。

第三节　细　菌

细菌的种类很多，按其形态可分为球菌、杆菌和螺旋菌三大类。细菌的个体很小，通常用微米（μm）作为单位，在显微镜下可用测微尺测量，球菌长 0.5～2μm，平均 1μm，杆菌长一般 1～5μm。值得注意的是，同一种细菌在生长繁殖的不同阶段其大小不完全相同。

一、细菌的结构及其功能

各种细菌虽然形态和大小不同，但其结构却是类似的。一般说来，每个细菌都具有 4 种基本结构：细胞壁、细胞膜、核糖体和核质体。除此之外，有些细菌还有荚膜、鞭毛、芽孢、细胞内含物等结构。

（一）细胞壁

细胞壁（cell wall）是位于细菌细胞最外面的一层膜，坚韧且有弹性。主要功能是保护细胞及维持细胞外形，抗渗透压，利于鞭毛运动。细胞壁上的小孔（＜1nm）对大分子物质具有阻拦作用。

（二）细胞膜

细胞膜（cell membrane）又称细胞质膜，是紧靠在细胞壁内侧，围绕在细胞外面的一层柔软而富有弹性的薄膜。主要功能有：在各种化学环境中吸取其需要的营养物质，排出多余的或废弃的物质；同时细胞膜在细菌的呼吸、代谢和胞壁的合成上也有重要的作用。有些抗生素和消毒剂可以损伤细菌的细胞膜，导致细胞内的盐类离子、核苷酸、氨基酸和蛋白质等物质的外泄，从而灭活细菌。

（三）核糖体

核糖体（ribosome）是分散于细菌细胞质中的微小颗粒。核糖体是细菌合成蛋白质的主要场所。有些抗菌剂是在核糖体的水平上发挥作用而灭活细菌。

（四）核质体

核质体（nuclear material body）即细菌的染色体，主要由 DNA 构成，与细菌的生长、繁殖、代谢、遗传和变异均有密切的联系。

（五）细胞质及其内含物

细胞质是包在细胞膜内的黏稠的胶状物，在细胞质里常含有各种内含物，当营养物质过剩时，细菌把它们聚合起来合成各种贮藏颗粒，在营养缺乏时再将它们分解利用。

（六）荚膜

有些细菌在一定的营养条件下能分泌出黏液性物质，覆盖于细胞的表面，此称为荚膜（capsule）。荚膜对细菌主要起保护作用，特别是保护细胞免受干燥的影响和防御细胞的吞噬。同时荚膜又与细菌的致病力有关，也可增强细菌对一些消毒因子的抵抗力。

（七）芽孢

有些细菌在一定的环境条件下能在细胞内形成一个圆形、椭圆形或圆柱形的休眠体，称为内芽孢（endospore），简称牙孢（spore）。芽孢对不良的外环境，包括各种物理和化学消毒因子的作用，均有很强的抵抗力，能形成芽孢的病原菌主要有炭疽杆菌、产气荚膜杆菌、破伤风梭菌、肉毒杆菌等。此外，枯草杆菌、蜡样杆菌是在消毒学研究中常用的产芽孢菌。

（八）鞭毛和菌毛

有些杆菌、弧菌、螺旋菌和少数球菌，从其内伸出细长、呈波浪状弯曲的丝状物，称为鞭毛（flagellum）。鞭毛是细菌的运动器官。

很多革兰氏阴性杆菌和少数革兰氏阳性菌，体表长有比鞭毛短而直的细丝状物，称为菌毛（pilus）。不同类型的菌毛有不同的功能，有些菌毛是细菌结合传递遗传物质的通道（F菌毛）；另有些菌毛与细菌对宿主细胞的吸附及致病性有关。但所有菌毛都不是运动器官。

二、与消毒学有关的重要细菌

（一）革兰氏阳性球菌

1. 葡萄球菌（*Staphylococcus*）　包括金黄色葡萄球菌、表皮葡萄球菌和腐生性葡萄球菌。可引起化脓性感染、败血症、脓毒血症、食物中毒等。

2. 链球菌（*Streptococcus*）　包括甲型溶血性链球菌、溶血性链球菌和不溶血性链球菌。可引起化脓性炎症、猩红热、丹毒、产褥热等。

3. 肺炎双球菌（*Displococcus pneumoniae*）　可引起大叶性肺炎等。

（二）革兰氏阴性球菌

革兰氏阴性致病球菌归奈瑟菌属（*Neisseriae*）。

1. 脑膜炎球菌（*N.meningitidis*）　可引起流行性脑脊髓膜炎。

2. 淋球菌（*N.gonorrhoeae*）　可引起尿生殖系统化脓性炎症。

3. 黏膜奈瑟菌（*N.catarrhalis*）　常可从痰液中分离出，但不致病。

（三）革兰氏阳性杆菌

1. 芽孢杆菌属（*Bacillus*）　需氧杆菌。可引起炭疽病。

2. 梭状芽孢杆菌属（*Clostridium*）　厌氧杆菌。可引起气性坏疽。

3. 棒状杆菌属（*Corynebacteria*）　可引起白喉。

（四）革兰氏阴性杆菌

1. 假单胞菌属（*Pseudomonas*）　对消毒剂的抵抗力强。可引起人类鼻疽病、马鼻疽。

2. 弧菌属（*Vibrio*）　可引起霍乱。

3. 巴斯德杆菌属（*Pasteurella*）　可引起肺鼠疫或腺鼠疫、野兔热。

4. 博代菌属（*Bordetella*）　可引起百日咳。

5. 布鲁菌属（*Brucella*）　可引起波浪热。

6. 嗜血杆菌属（*Haemophilus*）　可引起原发性化脓性疾病、脑膜炎、结膜炎、继发性肺炎、细菌性心内膜炎、结膜炎等。

7. 埃希杆菌属（*Escherichia*）　可引起婴儿肠炎，在成人常致泌尿系感染。

8. 沙门菌属（*Salmonella*）　可引起伤寒和副伤寒。

9. 志贺菌属（*Shigella*）　可引起痢疾。

10. 变形杆菌属（*Proteus*）　可引起尿路感染，偶尔也能引起创伤感染和食物中毒。

11. 黏质沙雷菌（*Serratia marcesens*）　一般认为是非致病菌，但有报道可引起肺部感染、脑膜炎、心内膜炎、尿路感染及烧伤后败血症。

12. 黄杆菌属（*Flavobacterium*）　可造成药制品污染。

13. 类杆菌属（*Bacteroides*）　可引起外科手术感染、胃肠道感染和女性生殖道感染及败血症。

14. 梭形杆菌属（*Fusobacterium*）　可引起牙周炎等口腔感染。

15. 弯曲杆菌属（*Campylobacter*）　可引起胃肠道感染，也可引起脑膜炎、关节炎等。

16. 嗜肺军团菌（*Legionella pneumophila*）　可引起肺炎或流感样军团杆菌病。

17. 粪产碱杆菌（*Alcaligenes faecalis*）　可引起亚急性细菌性心内膜炎、败血症和创伤感染。

（五）分枝杆菌或抗酸菌

1. 结核分枝杆菌（*Mycobacterium tuberculosis*）　可引起结核病。

2. 非典型分枝杆菌（*Atypical mycobacteria*）　可引起人的类结核病变和牛的慢性病。

3. 腐物寄生性结核杆菌　常用作消毒试验指示菌。

4. 麻风分枝杆菌（*M.leprae*）　可引起麻风病。

第四节　其他原核微生物

一、放线菌

放线菌（*Actinomyces*）是一类单细胞有分枝的丝状微生物，属于原核细胞生物，与细菌相似，无典型的核，细胞壁的化学组成近似细菌，以分裂方式繁殖，能形成孢子。

1. 衣氏放线菌（*A.israelii*）　可引起亚急性或慢性局部肉芽肿性炎症，使组织坏死，也可引起肝、肺、肾等器官感染。

2. 奴卡菌（*Nocardia*）　可引起慢性化脓性肉芽肿，也可侵入肺、脑等处引起感染。

二、螺旋体

螺旋体（Spirochaete）是介于细菌和原生物之间的一类原核细胞型微生物。具有细菌的所有基本结构。形态细长、柔软、弯曲呈螺旋状，大小为（100～200nm）×（6～20μm）。理化因素的抵抗力较弱，与一般细菌繁殖体相似，常用消毒剂可将其杀灭。

对人致病的有 3 个属：疏螺旋体属（*Borrelia*）、密螺旋体属（*Treponema*）和钩端螺旋体属（*Leptospira*），可引起回归热和樊尚咽峡炎、口颊坏疽、肺脓肿、梅毒和雅司病、钩端螺旋体病。

三、立克次体

立克次体（Rickettsiae）是介于细菌和病毒之间的微生物，可在普通光学显微镜下看到，呈小球形或短杆状，长 0.3～0.7μm，宽 0.08～0.3μm，不能通过细菌滤器。其结构类似细菌，含有 RNA 和 DNA 两种核酸。对热、干燥和化学消毒剂的抵抗力很弱，很容易被杀灭。

立克次体的种类很多，但仅对少数人致病。可引起斑疹伤寒、斑疹热、恙虫病、Q 热、战壕热等。

四、支原体

支原体（Mycoplasma）是目前已知的能在细胞外独立生活的最小微生物，

在自然界分布广泛。大多数是动物和人体的正常微生物，少数对人和动物致病。支原体小者直径仅 200nm，大者达 5 ～ 10μm。对热、干燥及一般消毒剂敏感。可引起肺炎、急性感染性多发性神经炎、中耳炎、心肌炎、类风湿关节炎、心内膜炎、脑脊髓膜炎等。

五、衣原体

衣原体（Chlamydia）是一类介于病毒和立克次体之间的微生物。在外环境中抵抗力较弱，在室温中很快失去传染性。对热及常用消毒剂敏感。可引起沙眼、鹦鹉热、性病、淋巴肉芽肿等。

第五节 真 菌

真菌（Fungus）是真核细胞型生物，不含叶绿素，无根、茎、叶，由单细胞或多细胞构成。目前已经发现的真菌约有 10 万种，其中对人类致病的不足 100 种。真菌比细菌大得多，在普通显微镜下放大 100 ～ 500 倍便可清楚地看到。其形态可分为菌丝和孢子。菌丝是细长的丝状物，菌丝分枝，互相交织称为菌丝体。真菌菌丝的形态多种多样，可见螺旋状、球拍状、鹿角状、梳状等。真菌孢子是真菌繁殖体的一种形式，故不同于非繁殖型的细菌芽孢，它的抵抗力不强。真菌孢子可分为有性孢子和无性孢子两类。各纲真菌形成的孢子形态和结构不同，是鉴定真菌种类的依据。

一、真菌的结构及其功能

真菌的结构与其他真核细胞相似，由细胞壁、细胞膜和细胞质构成，在细胞质内有细胞核和各种细胞器。真菌的细胞壁厚而坚固，由多糖和多糖蛋白复合物构成。细胞膜在细胞壁的内面，含有蛋白质、磷脂等。胞质是透明的胶冻样液体，胞质内含有细胞器。真菌的细胞核内有大量的 DNA、蛋白质、RNA、脂类和无机盐等，细胞核分布于胞质内。线粒体为圆形或卵圆形颗粒，也在胞质内，由蛋白质、脂肪和核酸组成，含有脱氢酶和氧化酶，与呼吸有关。胞质内另一种细胞器是内质网，由膜包绕的空管状的网状结构，是细胞内部互相连接的通道，在细胞边缘处与胞膜连接，在胞质深处则与核膜连接。真菌的繁殖方式有两种：无性繁殖和有性繁殖。

二、常见致病菌

对人致病的真菌，根据其侵袭部位及病变特点可分为两类：皮肤丝状菌和深部真菌。前者主要引起皮肤癣、毛发癣或湿疹性皮炎，这些真菌包括表皮癣菌属、毛癣菌属，小孢子菌属及曲霉菌、青霉菌等。深部真菌则能侵袭深部组织和内脏甚至造成全身性感染，可引起慢性肉芽肿样炎症、溃疡和坏死等。这类真菌包括白念珠菌、新型隐球菌、芽生菌属、球孢子菌属、组织胞质菌属、地丝菌属、孢子丝菌属等。

第六节　原生动物

原生动物（protozoa）本属于寄生虫的范围，Nicklin 等（1999）在其所著的《微生物学》（*Instant Notes in Microbiology*）提出原生动物应归属于微生物。常见的原生动物有鞭毛虫、变形虫、阿米巴原虫、疟原虫、纤毛虫等。

一、原生动物的结构

原生动物具有许多真核细胞生物的特性，但也有其独特的结构，包括外表层、鞭毛、纤毛、细胞核、线粒体、伸缩泡、酵解酶体等。

二、原生动物的生理特点

1. 感觉和协调　原生动物对一系列外界刺激可以发生运动反应。
2. 运动　鞭毛运动和变形运动。
3. 摄食和营养　主要是通过吞噬作用，从外界获取营养，也可通过光合作用获取能量。寄生性原生动物可以从宿主获取合成物的前体。
4. 呼吸　通过简单的扩散获得氧气。

三、原生动物的生殖

1. 无性生殖　通过分裂或出芽的方式进行无性生殖。
2. 有性生殖　经减数分裂生成配子。

四、原生动物在医学上的意义

原生动物和高等动物的关系有共生和寄生两种，共生是互利的，可以为高等动物提供有用的产物；寄生是有害的，可以致人和动物患病。

1. 疟原虫（*Plasmodium*） 可引起疟疾。疟原虫有间日疟原虫、卵形疟原虫、三日疟原虫和恶性疟原虫，经蚊虫叮咬而传播疾病，并可经血液传播。

2. 阿米巴原虫（*Amoeba*） 可引起人类阿米巴病，致肠道感染并造成肠壁损害，引起疾病。要切断痢疾阿米巴的传播必须采取消毒措施，杀灭外环境中污染的阿米巴原虫。有些阿米巴原虫可以污染角膜接触镜，造成眼的感染；阿米巴还可引起阿米巴肝脓肿、阿米巴脑病等疾病。

3. 贾第虫（*Giardia lamblia*） 可能引起人的贾第虫病，由于它寄生于人的小肠或胆道，常引起腹泻和吸收不良。人群中的感染率为 1%～20%。贾第虫包囊从感染者的粪便中排出，污染环境，通过食入污染包囊的水和食物而使易感者感染。

4. 利什曼原虫（*Leishmania*） 可引起利什曼病。病原体通过白蛉叮咬传播，引起宿主发热、肝脾大、出血等。

5. 阴道毛滴虫（*Trichomonas vaginalis*） 可引起阴道毛滴虫病，表现为急性阴道炎，也可感染女性和男性的尿道。

6. 弓形虫（*Toxoplasma*） 可引起人类全身性感染，在成人表现为一般感染症状，类似流行性感冒。

7. 锥虫（*Trypanosoma*） 可引起锥虫病，非洲锥虫病（睡眠病）是人兽共患疾病，由舌蝇传播，可引起脑炎。美洲锥虫病（恰加斯病）由锥蝽传播的，可引起心肌损害和脑炎。

第七节　藻　类

藻类属真核细胞生物，其大小变化较大，小者用显微镜才能看到，Nicklin等（1999）将其列入微生物范围内。

一、藻类的结构

大多数原生藻类是行光合作用的单细胞生物体，少数藻类呈丝状体或膜状体。有细胞壁（纤维素为主要成分）或蛋白质表膜，多有鞭毛，大多数含叶绿体。

二、藻类的分类

藻类是个多元群，可分为绿藻门、金藻门、裸藻门和甲藻门。

三、藻类的生长繁殖

大多数单细胞藻类是通过纵裂生长的。群体形细，管状、丝状藻像真菌一样，在顶端生长。有些丝状和膜状藻类通过分裂生成新的细胞而生长。

四、藻类的医学意义

藻类中有些是有益的，有些是有害的，可引起疾病。

在水体中（海或江河湖）可以形成有毒的水体，直接威胁水生动物。有些有毒的海生甲藻，遇到合适的环境条件时会过度生长，对鱼和无脊椎动物造成毒害。如果毒素在贝壳动物中堆积，人食入含毒素的贝类后可引起中毒。蛤蚌毒素在蛤和贝类中累积，人食入后可引起中毒，表现为口唇和面部麻木；雪卡毒素在鱼中堆积，会引起人的中枢神经损害。

有些藻类（例如硅藻）能生成软骨藻酸，人食用后会发生失记忆性贝类中毒。

原壁藻栖生在土壤中，腐生生活，是一种机会致病藻，可通过皮肤伤口进入足部，造成下肢感染。最初小伤口在皮肤上扩散，然后形成硬皮，多疣病灶也会扩散到血液，迅速生长，抑制免疫系统，导致严重后果。

有研究证明，微囊藻毒素可以引起肝癌。在我国南方，高楼水箱中多有藻类存在，藻类毒素对人们的威胁应引起重视。

第三章

常用物理消毒、灭菌方法

当前常见的物理消毒、灭菌方法有很多，主要有热力消毒与灭菌、过滤除菌、紫外线辐射消毒、电离辐射灭菌、超声波消毒、微波消毒与灭菌、等离子体消毒与灭菌等。虽然很多消毒方法既可灭菌，也可消毒，但是主要用于灭菌的是热力、电离辐射、等离子体等，主要用于消毒的是紫外线、微波、过滤、超声波等。

第一节　热力消毒与灭菌

热力在消毒学中使用最广泛，它是效果最可靠的消毒方法。热力可以杀灭细菌繁殖体、真菌、原虫、藻类等所有微生物，包括抵抗力更强的细菌芽孢，因此广泛应用于医学和日常的消毒和灭菌。

一、对微生物的杀灭作用

热对不同抵抗力微生物的致死时间不同。在湿热 80℃下作用 5 ～ 10min，细菌繁殖体、真菌和酵母菌可被杀死。真菌孢子比真菌菌丝耐热力更强，在湿热 100℃下作用 30min 才可被杀灭。细菌芽孢比细菌繁殖体耐热力更强，在湿热 80℃下作用 2 ～ 3min 可杀灭炭疽杆菌的繁殖体，而在湿热 120℃下作用 10min 才能杀灭炭疽杆菌芽孢；肉毒杆菌芽孢对湿热亦有较强的抵抗力，在 120℃下作用 4min 可灭活，而在 100℃下需作用 330min 才能将其杀灭。立克次体对热的抵抗力较弱，一般能杀灭细菌繁殖体的温度亦可杀灭立克次体。大多数病毒和细菌繁殖体对热的抵抗力相似。但仍有部分病毒的抵抗力较强，如脊髓灰质炎病毒，在湿热 75℃下作用 30min 才能被杀灭（表 3-1）。

表 3-1　热对不同抵抗力微生物的致死时间

耐热力	微生物	热致死时间（min）				
		煮沸(℃)	压力蒸汽（℃）		干热（℃）	
		100	121	130	160	180
弱	非芽孢菌	2	1	<1	3	<1
	病毒					
	真菌和酵母菌（包括孢子）					
较弱	肝炎病毒	5	2	<1	4	
	黄丝衣菌属（孢子）					
	产气荚膜杆菌（芽孢）					
中等	腐败梭状杆菌（芽孢）	10	3	<1	6	<1
	炭疽杆菌芽孢					
高度	破伤风杆菌（芽孢）	60	5	1	12	2
特高	类脂嗜热杆菌芽孢	500	12	2	30	5
	肉毒杆菌芽孢					
	泥土嗜热杆菌芽孢	>500	25	4	60	10

（引自：薛广波.现代消毒学.北京：人民军医出版社，2002.）

二、作用机制和影响因素

热对微生物杀灭的基本原理就是破坏微生物的蛋白质、核酸、细胞壁和细胞膜，从而导致其灭活。热力对微生物重要的作用点是损伤细胞壁和细胞膜。蛋白是细菌基本结构的组成部分，同时也构成与细菌的能量代谢、营养、解毒及稳定内环境密切相关的酶。干热和湿热对微生物蛋白质的破坏机制是不同的，湿热主要是凝固蛋白质，干热主要是氧化作用。

微生物热死亡的影响因素可以概括为 3 类：①由遗传学决定的微生物先天的固有的抗热性；②在细菌生长或芽孢形成过程中，环境因素对其抗热力的影响；③在对细菌或芽孢加热时，有关环境因素的影响。

三、消毒和灭菌方法

根据消毒灭菌方式的不同，热力消毒可分为干热消毒灭菌法和湿热消毒灭菌法。因为微生物的灭活与其本身的含水量和环境水分有关，所以干热、湿热消毒灭菌方法所需要的温度和时间不同。干热灭菌法在160℃时需120min，在170℃时需60min，在180℃时需30min；湿热灭菌法在121℃时需20min，在126℃时需15min，在134℃时需4min。

（一）干热消毒和灭菌

干热消毒灭菌法指的是在火焰或干热空气等干燥环境中进行消毒或灭菌的技术，常用的消毒灭菌方法有干热空气消毒灭菌法（或干烤消毒灭菌法）和（或）火焰消毒灭菌法，其中火焰消毒灭菌法又分为灼烧法和焚烧法。

干热消毒法通常采用烤箱来操作，主要有四大类：重力对流型烤箱、机械对流型烤箱、金属传导型烤箱和电热真空型烤箱，常通过普通电阻丝、卤素电热管、红外及远红外线、碘钨灯等热源获得局部高温。火焰消毒灭菌法则是通过可燃物燃烧或助燃剂产生的火焰。

1. 焚烧法 焚烧是一种最彻底的消毒灭菌处理方式，将污染物品用火焰烧毁，将其变为无害的灰烬，是目前医院临床生物性污染废物的主要处理方式。

（1）常见应用对象：医疗废弃物、生物制品、尸体、无用的衣物、纸张、垃圾、杂草等。

（2）具体操作方法：通常需要在焚烧炉内用天然气、柴油等助燃剂使燃烧充分。

2. 烧灼法 烧灼是直接用火焰加热待消毒物品来消毒或灭菌，可通过控制火焰的温度和烧灼时间达到消毒或灭菌水平。

（1）常见应用对象：用于微生物实验室接种环、接种针、涂抹棒、陶瓷、玻璃、金属等不可燃物品的消毒灭菌。在紧急情况下，没有其他消毒灭菌方法时，对外科手术器械于火焰上烧灼消毒后用于急救处理。

（2）具体操作方法：点燃酒精灯，用镊子夹住待消毒物品直接放在火焰上加热，确保消毒物品各个表面加热均匀。

（3）使用注意事项：烧灼适用于火焰法，具有处理迅速、效果可靠、操作简便等优点，但是对灭菌器材有一定破坏性。

3. 干烤法 干烤灭菌需要在特制的烤箱中完成，主要针对高温条件下不损坏、不变质、不蒸发的物品。

（1）常见应用对象：用于玻璃制品、金属制品、陶瓷制品、油剂等在高温下不损坏、不变质、不蒸发物品的消毒或灭菌。

（2）具体操作方法：干烤法是在烤箱中进行，常用干热空气灭菌，温度为160～170℃，灭菌时间为30～120min。

（3）使用注意事项：不适用于橡胶、塑料、纤维织物及大部分药品的消毒灭菌。对于导热性差的物品可以适当延长加热时间，对于导热性好的金属、陶瓷、玻璃等可适当提高温度来缩短加热时间，但是对于有机物品的加热温度不宜过高，当加热温度超过170℃时，会发生炭化。

4. 红外线照射法　红外线照射法可被认为是干热灭菌法的一种，杀菌作用与干热相同，需要在特制的红外线烤箱进行消毒灭菌。红外线具有良好的热效应，特别是在 1 ～ 10μm 波段效果最佳。红外线不需要经空气传导，物体吸收红外线可直接转化为热能，加热速度快。

（二）湿热消毒和灭菌

湿热消毒灭菌方法是通过流通蒸汽、饱和水蒸气或热水进行灭菌的方法。由于蒸汽潜热大，穿透力强，故容易使微生物蛋白质变性或凝固而导致微生物死亡。湿热灭菌效率高于干热灭菌法，效果更可靠，能够杀灭大部分微生物，适用于一切耐高温、高湿物品的消毒灭菌，使用范围广，包括煮沸消毒法、流通蒸汽消毒法、巴斯德消毒法、低温蒸汽消毒法、间歇灭菌法、压力蒸汽灭菌法等。

1. 煮沸消毒法　煮沸消毒的杀菌能力比较强，沸水保持 15min 以上，可以达到消毒的效果，保持 2 ～ 3h 以上，可以达到灭菌的效果。

（1）常见应用对象：用于餐具、杯子、毛巾等耐热的物品消毒。

（2）具体操作方法：首先用清水将待消毒的物品冲洗干净，然后将待消毒物品完全浸没于水中，加盖加热至水沸腾，保持 15min 以上。

（3）使用注意事项：从水沸腾时开始计时，中途加入物品应重新计时；水的沸点受气压影响，对于地势（海拔）较高的地区，应当适当延长煮沸时间；煮沸消毒用水宜使用硬度较低的水，以免水垢在消毒物品上留下痕迹。

2. 流通蒸汽消毒法　在常压条件下，采用 100℃的流通蒸汽加热杀灭微生物的方法。

（1）常见应用对象：用于餐具、杯子、毛巾等耐热的物品消毒。

（2）具体操作方法：首先用清水将待消毒的物品冲洗干净，干燥后将物品放入蒸汽发生器（蒸锅等）内，加盖加热至水沸腾，保持 15min 以上。

（3）使用注意事项：从水沸腾后产生蒸汽后开始计时，中途加入物品应重新计时；消毒物品的包装不宜过大、过紧，以利于蒸汽穿透；物品放置是为了保障消毒效果，物品之间应留有一定空隙；对于地势（海拔）较高的地区，应当适当延长煮沸时间。

3. 巴斯德（巴氏）消毒法　在一定温度范围内，温度越低，细菌繁殖越慢；温度越高，繁殖越快（一般微生物生长的适宜温度为 28 ～ 37℃）。但温度太高，细菌就会死亡。不同的细菌有不同的最适生长温度和耐热、耐冷能力。巴氏消毒其实就是利用病原体不是很耐热的特点，用适当的温度和保温时间处理，将其全部杀灭。

（1）常见应用对象：牛奶、血清、疫苗等。

（2）具体操作方法：加热至62.8～65.6℃，保持至少30min，然后冷却至10℃以下；或加热至71.7℃，保持至少15s，然后冷却至10℃以下。

（3）使用注意事项：经巴氏消毒后，仍保留了小部分无害或有益、较耐热的细菌或细菌芽孢，因此巴氏消毒牛奶要在4℃左右的温度下保存，且只能保存3～10d，最多16天。

4. 低温蒸汽消毒法　将蒸汽通入真空压力锅，控制压力锅的压力低于大气压，根据蒸汽临界值的要求，使温度维持在73～80℃。在相同温度下，低气压低饱和蒸汽比水的消毒作用更大，因为蒸汽在凝结时会释放潜热，加强消毒作用。

（1）常见应用对象：处理怕高热的物品，如塑料制品、各种内镜、橡胶制品、毛毡、麻醉面罩等。

（2）具体操作方法：首先抽空消毒室内空气，使真空达到绝对压力为2kPa（15mmHg），然后通入蒸汽进行消毒，使温度升高至73℃±2℃，维持10～15min，最后排出气体进行干燥。

（3）使用注意事项：为了增强消毒效果，可以在通入蒸汽前加入甲醛来杀灭细菌繁殖体。

5. 间歇灭菌法　适用于一些怕高热的含糖、血清、牛奶等培养基的灭菌。由英国人丁达尔发明，所以又称为丁达尔灭菌法（Tyndallization）。原理是利用间歇加热的方式，将复苏的细菌芽孢分批杀灭。在80～100℃，作用时间30～60min的条件下，连续灭菌3日，可将污染微生物全部杀灭。第1天消毒30min，可杀灭繁殖体；在37℃孵育1天后，使细菌芽孢发芽，第2天再消毒30min，将其杀灭；再孵育1天，残留芽孢发芽后，第3天再消毒，将其杀灭。

6. 压力蒸汽灭菌法　适用于耐湿热的器械，是目前使用最广泛、效果最可靠的灭菌方法。原理是利用较高的压力来提高蒸汽的温度和穿透力，进而提升杀菌能力和速度，来达到灭菌效果。根据压力蒸汽灭菌器中冷空气排出方法的差异，可分为下排气式压力蒸汽灭菌器、预真空压力蒸汽灭菌器和脉动真空压力蒸汽灭菌器。

第二节　过滤除菌

一、作用机制

过滤除菌是将待消毒的介质，如气体、液体等，通过致密的过滤材料，以物理阻留的原理去除消毒介质中的微生物。根据对微生物的阻留率可将滤材分为粗效、中效、高效和超高效 4 级。粗效滤材的微生物阻留率为 10% ～ 60%；中效滤材的微生物阻留率为 60% ～ 90%；高效滤材的微生物阻留率为 90% ～ 99%；超高效滤材的微生物阻留率＞ 99.9%。此种方法与传统的消毒灭菌概念不同，其目标是移除消毒介质中的微生物，一般不会将微生物杀死，对固体物品无处理能力。

液体过滤除菌是通过毛细管阻留（又称为网截阻留）、筛孔阻留和静电吸附实现。目前液体滤器材料有陶土、硅藻土、玻璃粉、纤维树脂、石棉等。液体过滤除菌的除菌效果主要是受滤材的性能影响，主要包括受滤器孔径的大小、过滤压力、滤床的朝向和深浅、溶液与滤器的酸碱度、滤板与支架的密封程度、纤维带电的强度及液体的浑浊度等因素。细菌的滤除比较容易，病毒的滤除则较难。

空气过滤除菌是通过随流阻留、重力沉降、惯性碰撞、扩散黏留、经典吸附等来实现的。目前空气过滤器使用的许多细孔纤维或海绵状物质由各种动物、植物、矿物、塑料等纤维制成。影响空气过滤除菌效果的因素有滤材的性质和纤维的粗细、滤器的面积、风量和风速、压力及气流的方向。粗效滤材的纤维直径一般在 100μm 以上，用于预过滤，涂上黏性物质可增加黏留的效果；中效滤材适用于通风量大，对滤效要求不太高的场所；高效滤材多用于通风量较小，滤效要求较高的场所；超高效滤材的纤维直径在 1 ～ 5μm。

二、消毒和灭菌方法

（一）液体过滤除菌

1. 常见应用对象　主要适用于不耐热或不能用化学方法消毒的液体制剂、血清等。①生物医药领域：生产非耐热液体无菌药品，以及生产生物制品血浆和血清过程中；②食品工业领域：生产饮用水、果汁等最终的消毒处理工艺；③消毒学检验领域：消毒试验中滤除残留的消毒剂。对于某些可溶性粉剂类药品可以将其溶液过滤后，再干燥或冻干处理。

2. 使用注意事项　对于水悬剂、乳剂之类的液体制剂，不能用于过滤除菌，会破坏剂型。液体过滤器在使用时应注意：①根据过滤液体的特点及要选择相应的滤器；②过滤时，应缓慢加压，压力不宜过高，否则影响滤器性能；③滤膜、滤板切忌褶皱，滤器使用后应观察有无裂纹，测定孔径有无变化；④液体过于浑浊时，应在前面加一大孔径预滤器，将大颗粒杂质去除；⑤溶液与滤器的酸碱度能够影响微生物的滤过效能，需控制在中性条件。

（二）空气过滤除菌

具备同时除去空气中的微生物和尘埃粒子的作用，是制备洁净室的优选方法。

1. 常见应用对象　主要适用于某个或某些区域常需要在洁净环境中进行，以保障产品的质量安全。①工业领域：用于电子工业中半导体元件和集成电路的生产，以及轴承、手表、精密光学元件等机械工业的制造；②医疗卫生领域：用于绝大多数医院手术室和免疫缺陷类疾病治疗病房。

2. 使用注意事项　①在通风过滤含尘量大的空气时，会增加滤器负荷，缩短使用时间，最好在前面安装粗滤器，可将大部分尘埃滤除；②滤膜、滤板切忌褶皱，不使用时加防护罩保护；③通风过滤时，应控制流量，勿使滤材受力过大而破损；④使用过的滤器，积满灰尘与微生物，在更换时应进行消毒处理。

第三节　紫外线辐射消毒

紫外线（ultraviolet ray, UV）是在可见光紫端的外侧不可见光线，是一种电磁波，波长 100～400nm。可进一步划分为 A 射线、B 射线和 C 射线（简称 UVA、UVB、UVC），波长范围分别为 400～315nm、315～280nm、280～100nm。在消毒学中，主要使用的是 UVC，波段 280～200nm，在 280～250nm 波段杀菌能力最强。紫外线灭菌灯的波长为 253.7nm。

一、对微生物的杀灭作用

紫外线消毒具有杀菌谱广、对消毒物品无损害、无残留毒性、使用方便、价格低廉、安全可靠、适用范围广等优点。但是紫外线辐射只能杀灭物品表面的微生物。杀菌效果比较：细菌繁殖体＞病毒＞抗酸杆菌＞细菌芽孢＞真菌孢子。

二、作用机制

紫外线主要破坏微生物的核酸，同时也作用于蛋白质、酶等其他物质。研究表明，紫外线主要被微生物的核酸吸收，对脱氧核苷酸（DNA）和核糖核苷酸（RNA）都发生作用，导致其被破坏。

对 DNA 的作用是由于 DNA 核苷酸的碱基受紫外线照射后被破坏，从而导致微生物死亡。主要是胸腺嘧啶二聚体（TT）的形成，还有胞嘧啶二聚体（CC）、胞嘧啶胸腺二聚体（CT）的形成。这些二聚体的形成是导致微生物灭活的直接原因。

紫外线照射后破坏 RNA 造成的后果不如破坏 DNA 那么严重，但对 RNA 病毒，发生在 mRNA 和 tRNA 上的变性，是造成微生物灭活的主要原因。

三、常见应用对象

适用于空气、表面、饮用水、污水、血制品中的微生物，不适用于表面粗糙、结构复杂、污染严重的物体表面的消毒。

四、使用注意事项

物体表面消毒时，应使消毒物品充分暴露于紫外线下；空气消毒时，关闭门窗；应保持紫外线灯表面清洁，每周用 75% 乙醇湿巾擦拭 1 次；紫外线消毒灯使用的时候，需要消毒的环境中最好不要有人进入，进入消毒环境的时候，应先将灯关掉，或佩戴好护目镜等防护装备后再进入，以保证自身安全。

第四节　超声波消毒

超声波是一种特殊的声波，由超声波发生器产生，常用的有 3 种类型：机械性超声波发生器、磁致伸缩式超声波发生器和压电式超声波发生器。超声波虽有杀灭微生物的能力，但杀菌能力较弱，可用于辅助消毒。

一、对微生物的杀灭作用

超声波对微生物的杀灭作用，不仅与超声波的频率和强度有关，还与微生物本身的结构和功能状态相关。超声波对某些低浓度的微生物杀灭效果明显，比如大肠埃希菌、巨大芽孢杆菌、铜绿假单胞菌等，这些在超声波的作用下可以被完全破坏。超声波还可以灭活脊髓灰质炎病毒、狂犬病毒、流行性乙型脑炎病毒等，但对葡萄球菌、链球菌等的杀灭作用较小，对白喉毒素等则完全没有作用。值得注意的是，超声波与其他消毒方法协同作用可以增加消毒效果。

二、作用机制

超声波对微生物的作用可以分为以下几点：①机械效应；②化学效应；③空化作用；④生物学作用，其中空化作用是超声波的主要作用。空化指的是在超声波机械振动的作用下，液体内部亚显微气泡发生定向扩散而趋向增大，当气泡增大到与超声波的波长相近时，发生共振。空化作用随着超声波频率的增加而减少，最终消失。超声波会增加化学反应的速率、分离化合物、氧化分解、改变沸点等，还可以使高聚化合物解聚，使淀粉发生变化，这些化学作用是其他消毒方法中没有的。

三、常见应用对象

由于超声波单独杀菌能力不足，所以应用并不广泛，但是和其他消毒协同作用备受关注。研究表明，物理杀菌因子中，超声波可与紫外线、热力等协同作用，化学消毒中，超声波可与戊二醛、过氧化氢、环氧乙烷和臭氧等协同作用，这些协同作用的杀菌效果高于单独使用一种消毒方法，并可减少消毒剂的作用剂量。

第五节　微波消毒与灭菌

微波的波长范围介于 1mm 至 1.3m，频率介于 300MHz 至 300GHz 的一种频率高、波长短的电磁波，由于频率非常高，又称为超高频电磁波。微波具有穿透、反射、吸收的基本性质。可以完全穿透玻璃、塑料和瓷器，不被吸收；对于生物体、含水材料等具有良好的吸收性能，并可以转换成热能；但是对于金属材料，微波可以全部反射，不穿透不吸收。

一、对微生物的杀灭作用

微波消毒具有作用快速、杀菌广谱、无毒无残留、不污染环境等优点，可以杀灭各种微生物，不仅可以杀灭细菌繁殖体，还可以杀灭真菌、病毒和细菌芽孢。

二、常见应用对象

目前，微波消毒应用越来越广泛，不仅可以用于物品的消毒，也可以用于物品的干燥处理，一般采用两个专用频率：915MHz 和 2450MHz。微波技术可用于医疗护理器材的消毒、食品与餐具的消毒、衣物与书本纸张的消毒，以及废弃物品的消毒等。

三、使用注意事项

虽然说微波的优点很多，但是微波对人体有损伤。当微波作用于人体细胞时，可以改变细胞膜的结构和功能，对细胞代谢产生影响，促进或抑制细胞增殖，并杀伤细胞。因此在使用微波消毒时，一定要进行充分的防护：要做好微波辐射吸收和减少微波辐射泄漏的装置，工作环境的电磁场强度和功率密度要符合国家标准，对消毒作业人员做好防护，可穿戴金属材质或喷涂金属的防护服和防护镜。

第六节　电离辐射灭菌

用 γ 射线、X 射线和离子辐射处理待消毒物品，杀死其中微生物的一种冷灭菌方法，称为电离辐射灭菌。电离辐射的消毒效果非常明显，在医疗、工业、农业等领域的消毒灭菌作业中起着重要作用，与常用的高压蒸汽灭菌和环氧乙烷熏蒸灭菌等相比较，具有穿透力强、灭菌彻底、不污染环境、无残留毒性等优点。前几节介绍的紫外线、超声波、微波等，这些消毒方法中的辐射过程能量较低，可归为非电离辐射。而电离辐射中的辐射能量较高，可使被辐射物质中的原子发生电离。

一、对微生物的杀灭作用

在相同条件下，进行统计量的辐射灭菌，不同类型的微生物对辐射的敏感性不同，有强有弱，表现出不同的辐射响应。通常采用 D_{10} 值来评价微生物的耐辐射性，其含义为杀灭微生物 90% 所需要的辐射剂量。D_{10} 值越高，代表微生物的耐辐射性更强（表 3-2）。

二、作用机制

微生物受电离辐射后，经过能量吸收，引起分子或原子电离激发，可产生一系列物理、化学和生物学变化而导致微生物灭亡。包括水的辐射分解、生物靶 DNA 的损伤、损伤 DNA 的修复。

当水受到辐照时，水分子被激发或电离，形成大量的离子对，可破坏正常分子结构并损伤生物靶，其强烈的反应能够破坏微生物核酸、酶或蛋白质，从而导致微生物的死亡。电离辐射对 DNA 的作用可分为直接作用和间接作用。直接作用是吸收放射线的继发电子可以直接对 DNA 产生作用，间接作用是放射线可以使水分子产生自由基 OH·，OH· 再作用于 DNA 上。

表 3-2 各种微生物 D_{10} 值

微生物名称	D_{10}（Mard）	微生物名称	D_{10}（Mard）
病毒		产气荚膜芽孢杆菌	0.12～0.27
RNA 病毒		需氧芽孢杆菌	
柯萨奇病毒	0.08～0.55	枯草芽孢杆菌	0.12～0.27
埃可病毒	0.11～0.68	硬脂肪嗜热芽孢杆菌	0.21
脊髓灰质炎病毒	0.07～0.65	短小芽孢杆菌	0.26～0.38
圣路易脑炎病毒	0.55	革兰氏阳性细菌	
口蹄疫病毒	0.62	藤黄八叠球菌	0.089
委内瑞拉马脑炎病毒	0.40	肺炎双球菌	0.052
西方马脑炎病毒	0.45	化脓性链球菌	0.032
新城鸡瘟病毒	0.49～0.56	革兰氏阴性细菌	
呼肠病毒	0.41～0.49	鼠伤寒杆菌	0.02～0.13
流行性感冒病毒	0.05～0.56	肺炎杆菌	0.022～0.024
DNA 病毒	0.07～5.30	副伤寒杆菌	0.019
多瘤病毒	0.38～0.61	大肠埃希菌	0.0085
腺病毒	0.39～0.41	铜绿假单胞菌	0.05
单纯疱疹病毒	0.09～0.58	酵母菌	
牛痘病毒	0.08～0.55	酿酒酵母	0.05
细菌		白色球拟酵母	0.04
厌氧芽孢菌		真菌	
肉毒芽孢杆菌	0.13～0.34	黑曲霉	0.047
破伤风梭菌	0.22～0.33	特异青霉	0.02

（引自：薛广波，现代消毒学 . 北京：人民军医出版，2002.）

三、常见应用对象

1. 医疗方面：纱布、绷带、棉球、口罩、手术巾、缝合线、注射及输液器具、导管、插管、手术刀柄、刀片、人工心肺机、心脏起搏器、血透析装置和吸引器、节育器材等。

2. 药品方面：中药材、化学药品、抗生素、生物制品等。干燥和油膏制剂经辐照处理后，药效稳定，但是水剂药品不适用于辐照灭菌，会导致药效大量丧失。

3. 食品保藏。

四、使用注意事项

（一）电离辐射的损伤

操作人员不慎受到电离辐射的作用会导致放射性疾病。此外，辐射对被辐照的物品也会造成一定的损害，主要影响产品的稳定性。

（二）电离辐射的防护

1. 人员防护　对于内照射的从业人员要注意将开放型工作单位及工作场所警醒分类及分级；对于外照射的从业人员，首先减少辐照时间，其次是注意增加人员与辐射源的距离，以及有效的物理屏障，最后要注意在满足工作需要的前提下，尽可能选用低辐射源。

2. 物品防护　首先要选择对辐射稳定性好的材质制造医疗保健用品；严格控制作用于被辐射物品上的吸收剂量；最好采用辐射和其他灭菌因子联合作用，既缩短了灭菌时间，又改良了材料的性能；尽可能减少被辐射物品上的初始污染微生物的数量。

第七节　等离子体消毒与灭菌

等离子体（plasma）是指高度电离的气体云，是气体在加热或强电磁场作用下电离而产生的，主要包括电子、离子、原子、分子、活性自由基及射线等。其中活性自由基及射线对微生物的杀灭作用最强。等离子体是物体除固态、液态、气态之外的第四种状态。其中正电荷总数和负电荷总数在数值上总是相同的，所以称为等离子体，是近年来得到大量研究证实的新型消毒灭菌方法。

一、对微生物的杀灭作用

研究表明，将某些气体作为底气加入空气中激发电离产生等离子体，其杀灭微生物的效果更好。等离子体杀灭微生物的效果很强，可以杀灭各种细菌繁殖体和芽孢，对病毒的杀灭作用也很强，还可以破坏细菌毒素及其他代谢产物。

二、作用机制

对于等离子体消毒方法的研究，目前仍不成熟，尚处于研究阶段。根据现有的研究及出版的书籍报道，推测灭菌机制可能与紫外线、高能粒子和活性自由基的作用有关。等离子体中紫外线的波长范围有 80% 杀菌作用较强。氧化气体的等离子体中含有大量的原子氧和自由基等，这些活性物质与细菌体内的蛋白质和核酸发生反应，导致细菌死亡。

三、常见应用对象

等离子体消毒和灭菌的特点是低温、快速灭菌、无残留毒性，对于耐湿热和不耐湿热的医疗器械均适用。例如玻璃器皿，心血管和呼吸科不耐热的塑料、硅橡胶等高分子材料，口腔科和骨科移植片等。

四、具体使用方法

根据应用环境的气压不同，等离子体可分为低压等离子体和常压等离子体。

（一）低压等离子体

低压等离子体需要真空的环境，首先将待消毒物品放置于密闭容器中，抽真空，当气压降至 0.1Torr 后，再注入气体，同时加强电磁场，使其电离形成等离子体。等离子体与待消毒物品充分作用，达到消毒灭菌水平。

（二）常压等离子体

常压等离子体不需要真空环境，近年来备受关注，是目前消毒学研究热点之一。操作时，直接将待消毒物品放置在大气环境中即可，外加电磁场主要电离待消毒物品周围的空气，形成等离子体，完成消毒和灭菌。

五、使用注意事项

等离子体中的 γ 射线、β 粒子、强紫外光子等都是对人体有害的成分，可以引起机体损伤。操作人员需要严格执行操作规范，避免有害物质外泄。另外，要注意有毒气体，如氯气、溴和碘蒸气的残留。

第四章————————————————————————

常用化学消毒剂及使用方法

————————————————————————

化学消毒剂能够渗透到菌体内，使菌体蛋白凝固变性，干扰酶的活性，抑制细菌代谢和生长或损害细菌膜的结构，改变其渗透性，破坏其生理功能，从而达到消毒灭菌的作用。根据消毒剂的有效成分不同，可分为含氯消毒剂、含溴消毒剂、含碘消毒剂、过氧化物类消毒剂、醛类消毒剂、醇类消毒剂、酚类消毒剂、胍类消毒剂、季铵盐类消毒剂、烷基化气体消毒剂、其他消毒剂等。按照杀灭微生物的能力不同，可分为高效消毒剂、中效消毒剂和低效消毒剂。

第一节　含氯消毒剂

含氯消毒剂是指溶于水后产生具有杀灭微生物活性的次氯酸的一类化学消毒剂，杀菌的有效成分常以有效氯来表示。早在 1827 年，英国就开始采用次氯酸盐对环境进行消毒，含氯消毒剂可以说是世界上最早使用的化学消毒剂，由于消毒效果比较理想，目前仍是使用较为广泛的消毒剂之一。

含氯消毒剂主要分为有机和无机两大类，有机含氯消毒剂包括氯胺 T（氯亚明）、二氯异氰尿酸钠（优氯净）、三氯异氰尿酸（三氯异氰尿酸粉）、1,3–二氯 –5,5– 二甲基海因（二氯海因）等；无机类包括次氯酸钙（漂白粉、漂白粉精）、次氯酸钠（84 消毒液、次氯酸钠溶液、氯化磷酸三钠）、次氯酸（酸性氧化电位水、微酸性电解水）。

一、对微生物的杀灭作用

含氯消毒剂具有较强的杀菌能力，属于高效消毒剂，杀菌谱广，对细菌繁殖体、病毒、真菌孢子、藻类、原虫及细菌芽孢均有杀灭作用。

二、作用机制

含氯消毒剂的消毒机制包括 3 种作用：次氯酸的氧化作用、氯化作用和新生氧的作用。其中次氯酸的氧化作用是最主要的消毒机制。次氯酸（HClO）是破坏微生物的重要基本物质，存在于溶液中，溶液呈无色或黄色。次氯酸既可以破坏微生物的细胞壁，也可以与蛋白质发生氧化作用，或破坏其磷酸脱氢酶，使糖代谢失调而死亡。

此外，含氯消毒剂中的氯本身也会有杀菌作用，氯可以使细胞壁、细胞膜的通透性发生改变，也可以使细胞膜发生机械性破裂，导致细胞内容物外渗；氯还可以与细胞膜蛋白结合，形成氮 – 氯化合物干扰细胞的新陈代谢。

三、影响消毒效果的因素

（一）酸碱度

pH 越高，杀菌作用越弱。含氯消毒剂的杀菌作用与未解离的次氯酸浓度有关，浓度越高，杀菌越强。在碱性条件下，主要成分是次氯酸根，次氯酸浓度较低，次氯酸根的杀菌活性低于次氯酸。

（二）有效氯浓度

在 pH、温度、有机物等不变的情况下，含氯消毒剂溶液中的有效氯浓度增加时，消毒作用增强。但并不是越高越好，因为随着消毒剂浓度增加，溶液的pH 也会随之上升，达到消毒效果的作用时间也会延长。

（三）温度

在一定范围内，温度越高，杀菌能力越强。使用同一有效氯浓度的溶液进行消毒时，温度升高 10℃，杀菌时间缩短 50% ~ 60%，但是在 35℃以上，含氯消毒剂的稳定性会降低。

（四）有机物

蛋白质和还原性有机物可以消耗有效氯，降低杀菌能力，在低浓度时更加明显。含氨和氨基化合物也可以降低杀菌效果。消毒剂中添加溴和碘可以增加杀菌能力。

四、常见应用对象

用于医疗机构、公共场所和家庭的一般物体表面消毒、餐饮具消毒、瓜果蔬菜消毒、水消毒、手卫生、皮肤黏膜消毒等，还适用于疫源地消毒。

五、使用注意事项

水溶液不稳定，有刺激性气味，需避光阴凉保存。稀释液现配现用，使用前应测定有效氯的含量来校正配制用量。对金属有腐蚀性，对纺织品有损坏作用。

第二节 含溴消毒剂

含溴消毒剂是指溶于水后，能水解生成次溴酸来发挥杀菌作用的一类消毒剂。次溴酸和次氯酸具有相似的化学性质，但是挥发性和腐蚀性小于次氯酸，而且气味刺激性小，效果稳定持久，消毒效果受 pH 和有机物的干扰小，无残留，不污染环境，是目前国际上公认的新一代高效、稳定、广谱、安全的消毒剂。常用的含溴消毒剂主要有二溴海因和溴氯海因。

一、对微生物的杀灭作用

含溴消毒剂具有较强的杀菌能力，属于高效消毒剂。对白念珠菌、白僵菌、水产及禽类病原菌等有较好的杀灭作用；对藻类及藻类毒素、浮游生物也有较好的杀菌效果；也可有效杀灭病毒、细菌繁殖体及细菌芽孢；能杀灭脊髓灰质炎病毒、肝炎病毒等。

二、作用机制

含溴消毒剂的原理和含氯消毒剂相似，但是含溴消毒剂的杀菌速度更快。在水中水解形成超强氧化性的次溴酸，以次溴酸的形式释放出溴。这种氧化作用可以破坏病原体的细胞膜、蛋白质和 DNA，此外，溴还可以与含氮物质反应形成溴胺类物质，干扰细菌细胞代谢。

三、影响消毒效果的因素

（一）温度
消毒环境温度升高，可加强含溴消毒剂的杀菌作用，同时杀菌时间也会缩短。

（二）有机物
含溴消毒剂受有机物的影响较含氯消毒剂小，如果微生物被浓度较高的有机物保护时，消毒效果随着有机物的含量增加而下降。

四、常见应用对象

适用于游泳池水、污水、饮用水消毒，一般物体表面消毒，餐具消毒，以及疫源地消毒等。

五、使用注意事项

对金属有腐蚀性，对织物有漂白作用。现配现用，避免使用超过 40℃ 的热水调配。二溴海因不适用于手、皮肤黏膜和空气消毒。

第三节　过氧化物类消毒剂

过氧化物类消毒剂的分子结构中含有二价基 –O–O–，可以产生具有杀菌能力的活性氧，具有强氧化能力，可杀灭几乎所有微生物。过氧化物类消毒剂包括过氧化氢、过氧乙酸、过氧戊二酸、过氧丁二酸、二氧化氯和臭氧等。其中，以过氧乙酸的杀菌能力最强，因而使用最广泛。使用过氧化物类消毒剂消毒后，物品上无残留毒性，不危害环境，但长期使用会对人和动物眼睛、呼吸道黏膜等具有破坏作用。

一、对微生物的杀灭作用

过氧化物类消毒剂杀菌广谱，属于高效消毒剂，可以杀灭细菌繁殖体、真菌、病毒、分枝杆菌、细菌芽孢等微生物，而且在低温环境中同样有效。

二、作用机制

消毒效果主要依靠过氧化物类消毒剂本身强大的氧化作用，可以和酶、氨基酸、核酸等发生化学反应，分解 DNA 碱基，使 DNA 双链解开和断裂；氧化细胞外层结构，破坏细胞的通透性屏障。

三、影响消毒效果的因素

1. 作用时间　在同一温度下，浓度越高，作用时间越长，杀菌效果越好。
2. 温度　与大多数消毒剂相同，浓度相同时，随着温度的升高，杀菌效果增强；温度下降，杀菌效果减弱。研究表明，在 –20℃的环境下，过氧乙酸仍有显著的杀菌效果。
3. 相对湿度　湿度太低或太高，都不利于消毒作用，相对湿度保持在 60% ～ 80% 杀菌效果最好。
4. 有机物　有机物是可以降低过氧化物类消毒剂的消毒效果。消毒被有机物包裹的微生物时，需要加大消毒剂的浓度或延长作用时间。

四、常见应用对象

适用于耐腐蚀的医疗器械、普通物体表面、手卫生、空气、皮肤伤口、黏膜、角膜接触镜、不耐热的塑料、餐具、口腔等的消毒。

五、使用注意事项

过氧化物类消毒剂的"原液"具有强腐蚀性和氧化性，消毒时，根据不同的消毒对象按照使用说明，稀释后使用，配制溶液时需要佩戴防护工具，以防灼伤；易燃易爆，注意保存在阴凉干燥处；对金属、大理石、水磨石地面有腐蚀作用，不建议对地面消毒；对纺织品有漂白作用。

第四节　醛类消毒剂

醛类消毒剂是一类含醛基的消毒剂，醛类物质不仅用于消毒灭菌，还可用于抗菌和防腐。包含甲醛、戊二醛和邻苯二甲醛等，其中最早使用的是甲醛，已有百年历史。

一、对微生物的杀灭作用

醛类消毒剂杀菌广谱，属于高效消毒剂。可以杀灭各种微生物，对细菌繁殖体、细菌芽孢、分枝杆菌、真菌和病毒等均有杀灭作用。

二、作用机制

醛类消毒剂的消毒机制主要是通过烷基化作用，与细菌蛋白质和核酸上的氨基、巯基、羟基发生烷基化反应，破坏细菌蛋白质和核酸，从而导致微生物被杀灭。

三、影响消毒效果的因素

1. 酸碱度　戊二醛在碱性条件下杀菌作用增强。

2. 温度　温度升高，醛类消毒剂的穿透能力增强，杀菌作用加强，在 $50 \sim 80℃$ 杀菌效果最好。戊二醛在低温环境下也有消毒效果。

3. 相对湿度　甲醛气体灭菌的最适相对湿度为 $80\% \sim 90\%$。

4. 有机物　微生物表明高浓度有机物时会影响到醛类消毒剂的作用，尤其是穿透力较差的甲醛气体消毒剂，影响更加明显。

5. 阳离子和非离子表面活性剂　非离子添加物既可以保持酸性戊二醛的稳定性，又可以提高杀菌能力。加入阳离子表面活性剂可以大大增强戊二醛的杀菌效果。

四、常见应用对象

用于不耐热医疗器械的浸泡消毒或灭菌，如温度计、橡胶、塑料制品、膀胱镜、支气管镜、胃肠道纤维内镜等；大型精密仪器。

五、使用注意事项

醛类消毒剂有毒性和刺激性，使用时要注意防护。

第五节　烷基化气体消毒剂

烷基化消毒剂的气体和液体均有杀菌作用，但大多数作为气体消毒剂使用。烷基化气体消毒剂包括环氧乙烷、乙型丙内酯、环氧丙烷、溴化甲烷、乙烯亚胺等。环氧乙烷是灭菌效果较好的低温化学灭菌剂之一。

一、对微生物的杀灭作用

烷基化气体消毒剂杀菌谱广，属于高效消毒剂，可以杀灭各种微生物，包括细菌繁殖体、芽孢、分枝杆菌、真菌和病毒。杀菌作用非常强，杀灭细菌芽孢的作用时间接近于杀灭细菌繁殖体的作用时间。

二、作用机制

主要通过对微生物蛋白质、DNA 和 RNA 的烷基化作用，干扰酶的正常代谢，使蛋白和核酸分子变性、凝固，从而使微生物灭活。

三、影响消毒效果的因素

1. 温度　在一定范围内，温度越高杀菌作用越强，但是超过一定温度后，杀菌效率上升不明显。适宜灭菌温度 40～60℃。

2. 相对湿度　水是烷基化气体消毒剂的反应介质，可增强其穿透能力。当相对湿度低于 30% 时，灭菌能力大大减弱。

3. 菌龄　一般情况下，菌龄较大的微生物，对烷基化气体消毒的抵抗能力较强。

四、常见应用对象

对大部分物品无损害，适用于不耐湿热物品和精密贵重物品的消毒，包括书籍、档案材料、实验物品、电子仪器、光学仪器、医疗器械、一次性使用诊疗用品等。

五、使用注意事项

不能用于血液制品灭菌，可导致红细胞溶解、补体灭活和凝血酶原破坏。环氧乙烷只能灌装于特制安瓿或耐压专用金属罐内，放置阴冷处保存。此外，有些烷基化剂对人体具有一定的毒性，有致癌作用，如乙型丙内酯、环氧丁烷和环氧乙烷。

第六节　醇类消毒剂

醇类消毒剂是使用较早的一类消毒剂，作用迅速、性质稳定、无腐蚀性、基本无毒，包括乙醇、丙醇、异丙醇、正丙醇、苯氧乙醇等。

一、对微生物的杀灭作用

醇类消毒剂杀菌迅速，但是不能杀灭细菌芽孢，属于中效消毒剂，只能用于消毒，不能用于灭菌。可以杀灭细菌繁殖体、结核分枝杆菌、真菌、亲脂病毒等。

二、作用机制

醇类消毒剂可以穿透细菌细胞壁，进入细菌体内，使细菌内部蛋白质变性凝固而死亡；还可以抑制细菌繁殖体所需要的酶，干扰细菌的正常代谢；使细胞破坏溶解而死亡。

三、影响消毒效果的因素

1. 浓度　高浓度和低浓度的醇类消毒剂均不能起到很好的杀菌效果，浓度达到60%～80%时效果最强。

2. 温度　温度对醇类消毒剂的影响较小，但是随着温度的升高，杀菌能力也会随之增强。

3. 有机物　不适用于被血液、脓汁、粪便污染等的表面消毒。

四、常见应用对象

适用于手卫生、皮肤、普通物体表面、医疗器械、结核病患者痰液等的消毒。

五、使用注意事项

不能用于空气、黏膜消毒；易燃、易挥发，故需现配现用。

第七节　含碘消毒剂

含碘消毒剂是包括含碘及以碘为主要杀菌成分的消毒剂，有碘的水溶液、碘的醇溶液（碘酊或碘酒）、碘的甘油溶液（碘甘油）、碘伏等。含碘消毒剂中起杀菌作用的主要是碘，碘酊的有效碘含量应该在 1.8% ~ 2.2%，碘伏的有效碘含量为 2 ~ 10g/L。碘在水溶液中几乎不溶，易溶于乙醇溶液，常温下易挥发。

一、对微生物的杀灭作用

含碘消毒剂杀菌谱广，属于中效消毒剂，既可以杀灭大肠埃希菌、金黄色葡萄球菌等大多数细菌繁殖体、结核分枝杆菌、真菌孢子，又可以杀灭肝炎病毒、人类免疫缺陷病毒、脊髓灰质炎病毒等多种病毒，此外，对阴道毛滴虫、梅毒螺旋体、沙眼衣原体和藻类也有杀灭作用。碘对细菌芽孢的杀灭作用较弱，需要较长的作用时间和较高的环境温度。

二、作用机制

含碘消毒剂中起杀菌作用的是游离碘和次碘酸。游离碘能够迅速穿透细胞壁，依靠碘元素的变形沉淀作用和卤化作用，与蛋白质氨基酸上的羟基、氨基、烃基结合，导致蛋白质变性沉淀、发生卤化，使病原体失去生物活性；次碘酸具有很强的氧化作用，可以氧化病原体胞质蛋白的活性基团，与蛋白质结合，使其变性沉淀。碘酊溶液中含有 50% 乙醇，具有协同杀菌作用，可以凝固微生物蛋白质。

三、影响消毒效果的因素

1. 酸碱度　酸性条件下，有利于碘的游离并发挥作用，因而在溶液呈酸性时，可增强其杀菌效果，碱性溶液则使杀菌效果减弱。但是 pH 介于 2 ~ 7，杀菌效果变化不明显。

2. 游离碘浓度　游离碘的含量决定含碘消毒剂的杀菌作用，值得注意的是，碘溶液并非越浓越好，有效碘为 0.5% 即可。因为在一定的稀释度范围内，含碘消毒剂中的游离碘释放随稀释比例增大而增加。

3. 温度　温度升高，含碘消毒剂中的游离碘释放加速，从而提高杀菌效果。

4. 有机物　使用含碘消毒剂进行消毒时，一定要先清洁待消毒的物品和部位，因为有机物对含碘消毒剂的影响比较明显，尤其是残留的血液、脓性分泌物、伤口坏死组织等都可以大量消耗有效碘。

四、常见应用对象

适用于外科手、手术切口部位、注射及穿刺部位皮肤、烧伤和伤口创面、不耐热的医疗器械等的消毒。

五、使用注意事项

对碘过敏者禁用或慎用；不能和红药水同时使用；不适用于眼、口腔、阴道、宫颈黏膜及新生儿皮肤黏膜消毒。使用碘酊消毒后需用 75% 医用乙醇擦拭脱碘。

第八节　酚类消毒剂

酚类消毒剂是历史上使用最久远的消毒剂，人类历史上真正意义的化学消毒剂是将甲基苯酚溶于肥皂水得到的"来苏儿"消毒剂。酚类消毒剂是以酚类化合物为原料，添加表面活性剂、乙醇或异丙醇为增溶剂，或者以乙醇、异丙醇、水作为溶剂、不添加其他杀菌成分的消毒剂。酚类消毒剂中的有效成分是指苯酚、甲酚、对氯间二甲苯酚、三氯羟基二苯醚等酚类化合物。

一、对微生物的杀灭作用

酚类消毒剂可以杀灭除细菌芽孢以外的各种病原微生物，属于中效消毒剂。可以杀灭细菌繁殖体、真菌、结核分枝杆菌和部分亲脂病毒。

二、作用机制

酚类消毒剂可以作用于细胞壁和细胞膜上，裂解并穿透细胞壁，引起菌体蛋白变性；可以使细胞酶系统失去活性，干扰菌体物质代谢；可以增加细胞壁渗透性，使菌体内容物溢出。

三、影响消毒效果的因素

1.酸碱度　pH 越高，酚类消毒剂的杀菌效果越弱。
2.浓度　浓度越高，作用时间越长，杀菌能力越强。
3.温度　温度越高，对微生物的杀灭作用越强。
4.有机物　对于高分子量的酚类化合物影响较小，但对其他酚类消毒剂，有机物的存在会削弱其杀菌能力。

四、常见应用对象

适用于普通物体表面、织物、手卫生、黏膜等的消毒。

五、使用注意事项

酚类消毒剂不适用于医疗器械的高、中效消毒；苯酚和甲酚对人体有毒，不适用于皮肤黏膜消毒。

第九节　季铵盐类消毒剂

季铵盐类消毒剂是重要的阳离子表面活性剂，由季叔胺和烷化剂反应而制得。按照其结构不同，可分为单长链季铵盐、双长链季铵盐、双长链双季铵盐和其他季铵盐。单长链季铵盐包括苯扎溴铵、苯扎氯铵、度米芬等；双长链季铵盐包括双癸基二甲基氯化铵、吉米奇季铵盐；其他季铵盐包括盐酸苯海拉明、盐酸普鲁卡因、氯化胆碱、维生素胆碱等。

一、对微生物的杀灭作用

单链季铵盐只能杀灭细菌繁殖体（分枝杆菌除外）和亲脂病毒，属于低效消毒剂。双链季铵盐和醇类复方制剂可以杀灭除细菌芽孢之外的各种病原体，属于中效消毒剂。双癸基二甲基氯化铵属于第三代季铵盐类消毒剂，在高浓度时可以杀灭结核分枝杆菌和乙肝病毒。

二、作用机制

季铵盐类消毒剂可以改变细菌细胞壁的通透性，使细菌内容物外泄，细菌蛋白质和酶发生变性，干扰细菌代谢而导致其死亡。

三、影响消毒效果的因素

1. 酸碱度　碱性条件下，杀菌效力增强。

2. 拮抗物质　对季铵盐类消毒剂有拮抗作用的化合物包括碘类、酸类、磺胺类、硝酸银、硫酸锌等。与钙镁等离子、阴离子表明活性剂（肥皂、洗衣粉等）结合可产生沉淀，降低杀菌能力。

3. 吸附作用　季铵盐类消毒剂容易被物体表面吸附，降低其浓度，使杀菌效力减弱。

四、常见应用对象

适用于普通物体表面消毒、织物消毒、外科手消毒、手卫生、皮肤和黏膜的消毒、食品加工设备与器皿等的消毒。双链和单链季铵盐配以增效剂和稳定剂制成的季铵盐类消毒剂，可以通过熏蒸或喷雾的方式对空气进行消毒。

五、使用注意事项

不适用于瓜果蔬菜消毒。不能用于被结核分枝杆菌、细菌芽孢污染的物品的消毒；不能用于无菌器械的灭菌；不能用于消毒粪便、痰液等排泄物与分泌物。

第十节　胍类消毒剂

胍类消毒剂因其化学结构中具有生物活性的烷基胍而得名。主要包括氯己定、聚六亚甲基双胍盐等。具有强碱性，有较好的生物活性，稳定性高，广泛应用于消毒和防腐。

一、对微生物的杀灭作用

胍类消毒剂杀菌迅速，属低效消毒剂。可以杀灭金黄色葡萄球菌、铜绿假单胞菌、白念珠菌，还可以杀灭革兰氏阳性与阴性的细菌繁殖体、但是不能杀灭细菌芽孢、分枝杆菌和亲水病毒。

二、作用机制

胍类消毒剂具有很高的活性，很容易吸附于各类细菌、病毒表面，抑制病毒的正常分裂；还可以在细菌病毒表面聚合形成薄膜，堵塞其离子通道，导致细菌和病毒死亡；还可以进入细胞膜内，造成胞质渗漏，抑制膜内脂质体合成，导致菌体死亡。

三、影响消毒效果的因素

1. 酸碱度　碱性条件下，杀菌效力增强。
2. 有机物　血块、脓液、排泄物等可以消耗胍类消毒剂，降低杀菌效果，消毒前应清洁待消毒物品和部位。
3. 拮抗物质　阴离子表明活性剂和肥皂能够明显降低胍类消毒剂的杀菌作用。配伍禁忌：阿拉伯胶、硝酸银、蜂蜡、甲醛、硫酸锌、羧甲基纤维素钠、硫酸铜等。

四、常见应用对象

适用于外科手消毒、手卫生、黏膜消毒、普通物体表面消毒等，对金属无腐蚀性。

五、使用注意事项

不能用于被结核分枝杆菌、细菌芽孢污染的物品消毒；不能用于无菌器械的灭菌；不能用于消毒粪便、痰液等排泄物与分泌物。

第十一节　二氧化氯

二氧化氯（ClO_2）是一种高效氧化性化学消毒剂，与其他消毒剂相比其优点十分突出：①不与水中腐植酸类物质反应生成致癌的卤代烃（THMS）；②不与水中的氨反应形成消毒效力低的氯胺；③在水处理中 pH 较高时消毒效力不会显著降低；④长期使用不会引起微生物的抗药性。2000 年，世界卫生组织（WHO）及联合国粮食及农业组织（FAO）一起组成的食品添加物专家委员会（JECFA）对二氧化氯的安全性进行了评审，其安全等级 ADI（人体摄取容许基准）为 A1 级。世界卫生组织（WHO）、美国国家环保局（EPA）和中国卫生部等，公认二氧化氯为新时代绿色消毒剂，具有"无三致性"（无致癌、无致畸、无致突变性），有"三效"（广谱、高效、快速）和除臭、保鲜、除藻、漂白的奇特功能，已编入各国卫生法规进行使用。

一、对微生物的杀灭作用

二氧化氯对经水传播的病原微生物，包括病毒、芽孢及循环水系统中的异养菌、硫酸盐还原菌和真菌均有很好的消毒效果，是一种高效、广谱型消毒剂。由于二氧化氯具有挥发性，所以还可用于空间消毒。二氧化氯快速高效的消杀作用，使消毒对象难以产生耐药性。二氧化氯消杀大肠埃希菌的效果，即使在介质的 pH 范围变化较大时，影响也不大。二氧化氯对孢子的杀灭作用比氯气更强。对病毒的杀灭效果，二氧化氯比 O_3、氯气更有效。对工业水处理系统中的水池、过滤设备和水管中的藻类、异养菌、铁细菌、硫酸盐还原菌等，二氧化氯均有较好的祛除与剥离效果。

二、作用机制

使用二氧化氯溶液消毒时，呈游离单体的二氧化氯迅速扩散至微生物周围，由于二氧化氯是呈电中性的分子，它与带负电荷的微生物之间不存在静电斥力，所以可以直接紧密地接触或被微生物吸附，并渗透入细胞内部与细胞质作用。Ingols 等提出二氧化氯对微生物的杀灭原理是：二氧化氯对细胞壁有较好的吸附和透过性能，可有效氧化细胞内含硫基的酶。Bermard 证实二氧化氯可快速控制微生物蛋白质的合成。二氧化氯在消毒机制全程的每个环节都具有优势，造就了二氧化氯高效、快速的优异消杀特性。

三、常见应用对象

1. 各种场合下的生活、饮用、自来水的消毒。
2. 餐厅、宾馆、家庭、摊档餐具和卫生设施的灭菌消毒与空气环境消毒。
3. 食品、饮料厂、发酵工业的设备、管道、容器的最终灭菌消毒。
4. 医院污水的灭菌消毒处理。
5. 游泳池循环水、浴池水的灭菌消毒。
6. 医疗、卫生、临床器械消毒、灭菌、除臭和防霉处理。
7. 家庭、宾馆、饭店、水果蔬菜、鱼肉食品的保鲜及最终淋洗消毒和卫生器具消毒等。

第十二节　臭　氧

臭氧，为高效消毒剂。常温、常压下具有腥臭味的淡蓝色气体，有强氧化性，高压下可变成深褐色液体。臭氧稳定性极差，常温下可自行分解成氧气。杀菌光谱彻底，无残留，是一种具有消毒、杀菌、除臭、防霉的多功能绿色环保消毒剂。

一、常见使用对象

水消毒、污水处理、游泳池水消毒、空气消毒、物体表面消毒等。

二、具体操作方法

1. 空气消毒　臭氧对空气中的微生物有明显的杀灭作用，采用 $30mg/m^3$ 浓度的臭氧，作用 15min，对自然菌的杀灭率达到 90% 以上。必须在封闭空间，且室内无人条件下进行，消毒后至少过 30min 才能进入。

2. 游泳池水消毒　一般投入 1～1.7mg/L 作用 1～2min 就可以达到较好的池水消毒效果，如果用于循环水消毒，则要投入 2mg/L 臭氧。但是臭氧不能消除持续存在的污染，因为其在水中分解快。

3. 物体表面消毒　虽然臭氧对物品表面上污染的微生物有杀灭作用，但是作用较缓慢，可以采取两种方式：①可以采用臭氧气体消毒，60mg/m³，相对湿度 ≥ 70%，作用 60～120min 才能达到消毒效果；②采用臭氧水消毒，要求水中臭氧浓度 > 2 mg/L，作用时间 5～20min。

三、使用注意事项

臭氧对人体有毒，国家规定大气中允许浓度为 0.2 mg/m³。臭氧为强氧化剂，对多种物品有损坏，浓度越高对物品损害越重，可使铜片出现绿色锈斑，使橡胶老化、变色、弹性降低，以致变脆、断裂、使织物偏白褪色等，使用时应注意防范。

第十三节　常用消毒剂的配制

一、正确选择化学消毒剂

化学消毒剂的正确选择见表 4-1。

表 4-1　常见消毒剂 / 消毒方法的应用场景

消毒剂 / 消毒方法	空气消毒	物体表面消毒	皮肤消毒	黏膜消毒	医疗器械消毒	饮用水消毒	食品消毒	餐具消毒
过氧乙酸	√	√	√		√			
过氧化氢	√	√	√	√	√			
含氯消毒剂	√	√			√	√	√	√
醇类消毒剂		√	√					
含碘消毒剂			√	√				
含溴消毒剂		√				√		√
戊二醛		√			√			
二氧化氯					√	√	√	√

续表

消毒剂/消毒方法	空气消毒	物体表面消毒	皮肤消毒	黏膜消毒	医疗器械消毒	饮用水消毒	食品消毒	餐具消毒
臭氧	√	√				√		
紫外线辐射消毒	√	√				√	√	
高压蒸汽灭菌					√			√
季铵盐类消毒剂		√	√	√				
胍类消毒剂			√	√				
巴斯德消毒							√	

二、配制流程

一般而言，上市正规产品在产品背面均有说明书，其中有详细的配制方法，根据消毒对象按照说明书配制即可。

1. 配制消毒剂前，需要准备好配制工具，如配药桶、搅拌棒、量筒或量杯、天平。

2. 由于消毒液对皮肤有一定的刺激性和腐蚀性，故在配制时需要佩戴胶皮手套或一次性医用手套、口罩、帽子进行个人防护。

3. 根据需要配制的消毒液的浓度、消毒原液的浓度或消毒片剂的有效含量进行配制，盖上盖子，防止挥发，现用现配。

三、配制含氯（溴）消毒液

以含氯消毒剂为例，见表 4-2。

表 4-2 以含氯消毒剂为例

有效氯含量（mg/L）	有效氯含量50%的消毒片（1g/片）	有效氯含量20%的含量消毒粉		5% 84 消毒液
	稀释后液量1000ml（消毒片+蒸馏水）	稀释后液量1000ml（消毒粉剂+蒸馏水）	比例	稀释后液量1000ml（原液+蒸馏水）
500	1 片 +1000ml	2.5g+1000 ml	1：100	100ml+990 ml
1000	2 片 +1000ml	5g+1000 ml	1：50	20ml+980 ml
2000	3 片 +1000ml	10g+1000 ml	1：25	40ml+960 ml
10 000	4 片 +1000ml	50g+1000 ml	1：5	200ml+800 ml

四、配制过氧乙酸消毒液

以原包装为有效含量 20% 为例，配制 0.2% 过氧乙酸，配制方法，原液：水 =1 : 100；配制 0.5% 过氧乙酸，配制方法，原液：水 =1 : 40。现用现配。

五、配制 75% 乙醇消毒液

纯乙醇要稀释到 75%，即乙醇体积份数为 75%，纯水体积份数 25%，则需要乙醇和纯水体积按比例 3 : 1 配制。

1.100ml 95% 乙醇，加水 26.67ml，得到 75% 乙醇。

2.500ml 95% 乙醇，加水 133.3ml，得到 75% 乙醇。

六、消毒剂选择原则

1. 看标签，读说明，产品必有"消"字。

2. 合格的消毒剂最小销售包装标签应标注以下内容。

（1）产品名称。

（2）新消毒产品卫生许可批件号。

（3）净含量。

（4）产品规格（片剂）。

（5）主要有效成分及其含量。

（6）使用范围（用于黏膜的消毒剂还应标注"仅限医疗卫生机构诊疗用"）。

（7）生产日期及有效期或生产批号及限期使用日期。

（8）生产企业名称、地址、联系方式。

（9）国产产品生产企业卫生许可证号。

（10）进口产品原产国或地区名称。

（11）储存条件。

3. 全国消毒产品网上备案信息服务平台查阅 按照《中华人民共和国传染病防治法》《消毒管理办法》和《消毒产品卫生安全评价规定》要求，第一类、第二类消毒产品首次上市时，产品责任单位应向所在地省级卫生健康行政部门备案合格的卫生安全评价报告。省级卫生健康行政部门对卫生安全评价报告进行形式审查，资料齐全并符合要求的应当予以备案并公示。经批准备案的消毒产品信息在全国消毒产品网上备案信息服务平台可以直接查阅。

经常使用的消毒剂，大多数属于第一类或第二类消毒剂，其产品信息都能在网络平台上查阅到。网址：https://credit.jdzx.net.cn/xdcp/loginPage.do，输入厂家名称，在企业产品一栏，找到要查阅的产品，就可以看到备案的所有资料。

4. 为了减少配制步骤，可以直接选用配制好的产品，如 75% 乙醇、3% 过氧化氢、0.5% 过氧乙酸等。

第十四节　消毒剂的危害及注意事项

一、消毒剂的危害

使用消毒剂不合理、不正确及过度消毒的现象频繁发生，势必会对身体、生活用品及自然环境造成不可逆的影响。

（一）过氧化物类

残留消毒剂会导致角膜损伤或假膜性小肠结肠炎和直肠炎，吸入过量会导致中毒。

（二）含氯消毒剂

1. 消化系统　误服含氯消毒剂后可烧灼消化道黏膜和胃黏膜，出现恶心、呕吐、胃灼热感、反酸、腹痛等症状。如果口服剂量大，可能会引起循环衰竭、多器官功能衰竭而导致死亡。

2. 呼吸系统　吸入大量高浓度含氯消毒剂，会导致咳嗽、气短、呼吸困难等，严重者可发生化学性支气管炎、化学性肺炎，甚至化学性肺水肿。

3. 皮肤黏膜和眼睛　皮肤接触高浓度含氯消毒剂后可出现皮肤局部水疱、红肿、皮疹等接触性皮炎；误入眼睛会导致角膜、结膜灼伤，出现疼痛、畏光、流泪等。

（三）乙醇

呼吸道吸入过量乙醇，会导致乙醇中毒，出现精神兴奋、心跳呼吸加快、颜面潮红、步态不稳、判断力障碍、动作不协调等。

二、消毒剂使用注意事项

1. 所使用的消毒剂应为经卫生安全评价报告备案的正规产品，应在有效期内。

2. 化学消毒剂具有一定腐蚀性，注意消毒物体表面后用清水擦拭，防止对消毒物品造成损坏。

3. 对疫点或疫区进行终末消毒时需要进行二级防护，防护要求为一次性连体医用防护服、医用防护（N95 或 N99）口罩、防护眼镜或面屏、一次性手套（乳胶或丁腈）、一次性脚套、一次性使用工作帽、长乳胶手套，每次接触后立即洗手和消毒。

4.消毒剂具有一定的毒性刺激性，应根据不同的消毒与灭菌方法，采取适宜的职业防护措施。

（1）在污染诊疗器械、器具和物品的回收、清洗等过程中应预防工作人员发生职业暴露。

（2）在清洗消毒过程中，要避免飞溅导致污染。

（3）在清洗消毒设备时，要戴手套，穿隔离衣、防水围裙，戴护目镜和口罩。

（4）处理锐利器械和用具，应采取有效的防护措施，避免或减少利器伤的发生。

第十五节　过期消毒及影响消毒效果的因素

一、过期消毒

（一）过期消毒剂的消毒效果

没有很大的消毒效果。市面上的消毒液种类居多，常见的有84消毒液、滴露等，而就拿84消毒液来说，一般过期后是没有很大消毒作用的。消毒液的主要有效成分是次氯酸钠，而其容易分解为活性氯，氯有挥发性，如存放时间过久，或使用后不将瓶子盖严，就会因氯的挥发而逐步降低效率，直至失效。所以84消毒液过期后消毒效果大大减弱，甚至没有消毒效果。

（二）过期消毒剂的危害及处置

消毒液本身具有一定的刺激味道，而消毒液过期后，其中的成分残留会对人体皮肤黏膜产生刺激作用，甚至灼伤皮肤。喷洒消毒液进行空气消毒时，也会刺激呼吸道，并对环境造成污染。若长期使用，消毒剂生成的有机氯化物会对人体带来一定的致突变。建议消毒液最好在有效期内使用，以减少伤害。过期后直接丢弃，注意按垃圾分类为有害垃圾丢弃。

二、影响消毒效果的因素

1.消毒剂量　消毒剂量包括消毒因子的强度和作用时间两个因素，是杀灭微生物的基本条件。"强度"一词，在热力消毒中指温度；在紫外线消毒中指辐照强度；在电离辐射消毒中指剂量率；在化学消毒中指消毒剂的浓度。"作用时间"指处理方法对微生物作用的时间。一般来讲，强度越高，微生物越易死亡；时间越长，微生物被杀灭的概率越大。

2. 温度　在适合温度范围内，一般温度越高杀菌效果越好。

3. 相对湿度　消毒效果受空气湿度的影响因方法不同而异。对于紫外线消毒法，相对湿度较大时，不利于紫外线的穿透，可减弱消毒效果。而对于粉剂喷洒消毒，则需要在消毒对象或环境湿度较大的条件下进行，因为湿度有利于药物迅速潮解并发挥作用。

4. 酸碱度　季铵盐类消毒剂在碱性溶液中作用大，也更稳定。戊二醛在酸性条件下更稳定，在碱性溶液中杀菌力强。

5. 化学拮抗物质　是指存在于消毒物品中，阻碍或干扰消毒剂灭活作用的化学物质。季铵盐类消毒剂的作用可被肥皂或阴离子洗涤剂中和；次氯酸盐的作用可被硫代硫酸盐中和；过氧乙酸的作用可被还原剂中和。

6. 穿透条件　不同消毒因子的穿透能力不同，达到的消毒效果也有所不同。因此，热力消毒过程中，物品不宜包扎太大、过紧；暴晒时，应将衣服摊开或挂起；化学消毒粪便、痰液时，应注意将药物与之搅拌均匀。

7. 微生物的污染程度　微生物污染程度越高，数量越大，消毒就越困难。因此需要加大消毒剂的剂量，增加消毒因子作用强度或作用时间来保证消毒效果。

8. 微生物种类　在热力消毒中，甲肝病毒在56℃，消毒30min，或煮沸1min可被破坏其传染性，而乙肝病毒在85℃加热60min才能被杀灭。因此，要根据被杀灭微生物对消毒因子的耐受力，有针对性地选择合适的消毒灭菌条件。

常见消毒设备及其使用

第一节　传统紫外线灯

一、设计原理

紫外线消毒灯采用石英玻璃管或透短波紫外线的玻璃管制成灯管，灯管内注入低压的惰性气体和汞蒸气，灯端为金属冷电极或热灯丝电极，通电后产生电子轰击灯管内汞蒸气，汞原子的外层电子跃迁到高能级轨道成为激发态的原子，当外层电子回到外层低能级轨道时释放出以波长 253.7nm 为主的紫外线杀菌，同时也有少量 184.9nm、404nm、435nm、545nm、577nm 和 579nm 的辐射线。

紫外消毒灯分为热阴极低压汞紫外线消毒灯、冷阴极低压汞紫外线消毒灯、高压汞紫外线消毒灯。目前应用最广泛的是热阴极低压汞紫外线杀菌灯，又分为直管式紫外线杀菌灯、H 形热阴极低压汞紫外线杀菌灯、低 O_3 紫外线灯、高 O_3 紫外线灯。

高 O_3 紫外线消毒灯在产生大量 253.7nm 紫外线的同时，也会产生 184.9nm 的紫外线，产生大量 O_3，O_3 与紫外线有协同杀菌作用，可增强杀菌效果。仅辐射 235.7nm 波长的称为低 O_3 紫外线灯。高压汞紫外线灯通常用于水消毒，在灯管内充入高达几个大气压的汞蒸气，功率可达 500～1000W 或更高，在辐射光谱中有一小部分是总能量大的杀菌紫外线。

二、具体使用方法

1. 空气消毒　紫外线灭菌灯的使用方法视具体情况而定，可将紫外线灯吊在天花板上，使其向下照射。有效照射距离不应超过 2m，照射时间不应少于 30min。

2. 物体表面消毒　将紫外线灯悬吊在距离台面上方 1m 处，消毒物品放在台面上。照射 30min 左右，消毒有效区的范围为灯管周围 1.5～2m 处。

3. 饮水消毒 将紫外线灯固定在水面上方，水的深度应小于 2cm，当水流缓慢流过时，水中微生物被杀灭。如果要将紫外线灯放在水中，则最好在灯外装上石英玻璃制作的外套。

三、使用注意事项

物体表面消毒时，应使消毒物品充分暴露于紫外线下；空气消毒时，关闭门窗；应保持紫外线灯表面清洁，每周用 75% 乙醇湿巾擦拭 1 次；紫外线消毒灯使用时，需要消毒的环境中最好不要有人进入。进入消毒环境时，应先将灯关掉，或佩戴护目镜等防护装备后再进入，以保证自身安全。灯管有使用寿命，注意更换，以免影响消毒效果。

第二节　深紫外新型消毒器

一、深紫外 LED 芯片与普通紫外线汞灯的区别

（一）波长范围不同

1. 普通紫外线灯 波长范围在 254nm 左右，这种波长的紫外线主要用于细菌杀菌和消毒。

2. LED 深紫外线灯珠 波长范围更广，一般在 250～300nm，其中，深紫外线波段主要为 260～280nm。

（二）设计不同

1. 普通紫外线灯 采用石英玻璃，灯管内充低压的惰性气体和汞蒸气，在强电场作用下冷阴极发射电子轰击汞原子，使其激光发光，灯管体积较大。

2. LED 深紫外线灯珠 通过半导体技术制成，其稳定性和寿命更加可靠。同时，LED 深紫外线灯珠散热性好，转换效率较高，具有更小的体积和更长的寿命。

二、相关产品

（一）深紫外智能杀毒眼

一款可以同时对物体表面及空气进行消毒的深紫外消毒设备，检测到无人时自动工作，检测到有人时自动停止工作，可通过 APP 远程控制。定波段在 265nm，适用于一些人流量较小的食堂操作间、CT 室、卫生间等空间的空气和照射到的物体表面的消杀，适用面积 30m^2。虽然为外置光源，但设备内置生物

感应器，可以监测人体活动而自动停止消杀。

（二）小型空气消毒机

一款可对较小密闭空间空气进行循环高效消毒的深紫外消毒设备，设备小巧轻便，置高功率深紫外光源不仅可对空气进行高效杀毒，而且可以有效消除甲醛等有害气体及异味，可人机共存。适用于人流量较大的密闭空间如医院病房、电梯等，适用面积 $20m^2$，整机寿命＞ 12 000h。

第三节　二氧化氯缓释除菌剂

一、二氧化氯缓释空气除菌剂

一款采用气体释放"可控"专利技术，通过专利仿生膜材料（多级孔结构高分子材料），全密闭体系，使二氧化氯能够可控释放，可长释 60 天。可以做到杀菌、消毒、除醛、保鲜。瓶盖即旋即启动主动吸附空气中的甲醛苯类、硫化物、氨/胺等有毒有害物质，对有毒有害物质进行化学反应，氧化分解为水和二氧化碳。

二、"微胶囊"缓释杀菌

一次使用，可以持续保持高效杀灭能力 90 天以上，在物体表面形成持久灭菌涂层，持续高效杀灭病毒细菌，可以迅速灭活冠状病毒、猫杯状病毒、流感病毒、诺如病毒、麻疹病毒、结核分枝杆菌、真菌等各种有害生物。使病毒、细菌无法在物体表面和空气中滋生积聚，可以阻隔传播途径，消除传染源。"微胶囊"内裹有二氧化氯或其他化学消毒剂，破坏病毒内生物酶活性，起释放杀灭作用（图 5-1）。

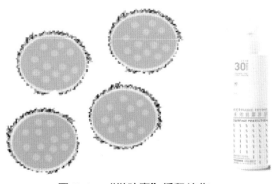

图 5-1　"微胶囊"缓释杀菌

此外，还有一种空气滤膜纸，它是一款可以贴于设备过滤网的滤膜纸，可以抑制滤网上的细菌滋生，90天持久防护，预防交叉感染（图5-2）。

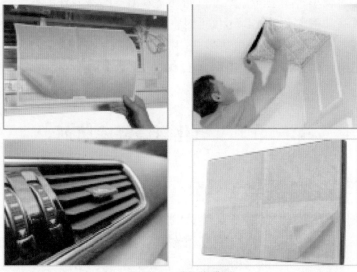

图5-2　空气滤膜纸

第四节　手卫生智能消毒穿戴设备和干雾过氧化氢消毒机

一、手卫生智能消毒穿戴设备

一款医疗手卫生智能消毒穿戴设备，操作简单，随身佩戴，有效避免交叉感染；内置智能芯片，可以智能监测人员消毒时间、消毒场景、每次使用量、消毒频次等手卫生行为数据，并上传云端后台。可通过手滑滚珠出液和按压水平泵出液（图5-3）。

二、干雾过氧化氢消毒机

干雾过氧化氢消毒机为智能化的消毒机，输入灭菌年月日及时间，设备自动开机，根据预先设置的参数灭菌。自带打印功能，可以打印灭菌开始和结束时间、灭菌体积，灭菌区域初始温湿度、喷雾流量、喷雾压力。设备内置计算软件，可自动计算喷药量和喷药时间，无须人为计算，计算结果会在屏幕上显示。

消毒区域数据储存功能，共可存储 10 个房间灭菌参数，电脑自动计算，包括房间号和房间大小、日期等全程可追溯。也可选装实时在线数据监控，可以实时在线进行过氧化氢浓度监控、温湿度监控，用于工作灭菌效果的验证与记录。设备根据喷雾压力，自动调整喷雾速度、喷雾时间，灭菌合格率达到 100%（图5-4）。

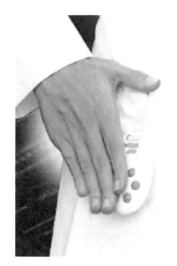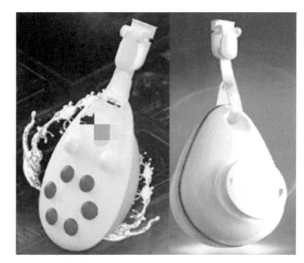

图 5-3　手卫生智能消毒穿戴设备

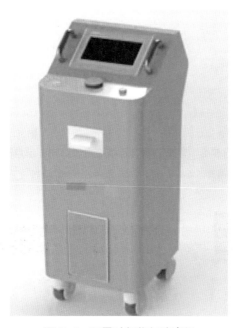

图 5-4　干雾过氧化氢消毒机

第五节 等离子体发生装置

模块等离子体技术是利用电场在空气中产生等离子体，高效破坏各种类致病微生物的核酸、蛋白质，使其不能进行正常的代谢和生物合成而凋亡。模块式等离子体空气消毒机是一款可以直接安装于中央空调送风口的消杀设备，由中央空调带动室内空气循环送风全部经过"等离子体面"进行消杀，从而满足室内空气洁净。将等离子体消毒模块安装在集中空调送风口/回风口。产品最小单元尺寸为 114 mm × 114 mm × 48mm，按照实际送风口尺寸进行拼接组合。此外，设备还配备了智能物联检测系统，能够实现单家场所集中控制，实时了解各个室内空气消杀情况，统一开关机，并设置维护及报警提醒，支持 PC 端和手机端同时进行管理，做到可查、可视、可控。产品无耗材，采用静电离子箱和等离子体发生器分别达到除尘及灭菌效果，后期维护成本低。适用于医疗系统、教育系统、酒店商场写字楼等公共场所等（图 5-5 ～图 5-7）。

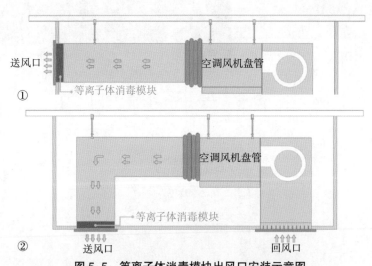

图 5-5 等离子体消毒模块出风口安装示意图

①等离子体消毒模块侧出风口安装；②等离子体消毒模块下出风口安装

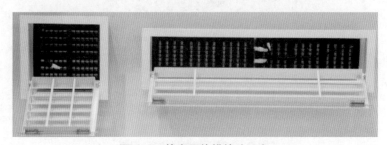

图 5-6 等离子体模块（一）

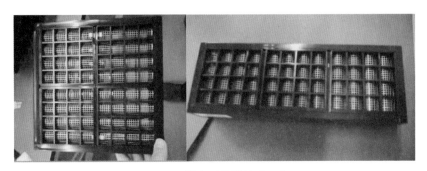

图 5-7　等离子体模块（二）

第六节　环氧乙烷灭菌器

环氧乙烷属于烷基化气体灭菌剂，也是公认的灭菌效果较好的低温化学灭菌剂之一。它可杀灭各种微生物，属高效消毒剂。常温下为无色气体，易燃易爆，具有芳香的醚味。它穿透能力强，对金属不腐蚀，对物品无损害或损害轻微。环氧乙烷毒性较大，有致癌性（图 5-8）。

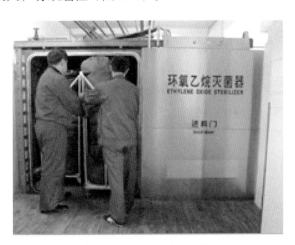

图 5-8　环氧乙烷灭菌器

一、常见使用对象

因不损害物品且穿透力强，故不宜用一般灭菌方法的物品均可用环氧乙烷消毒和灭菌。特别适用于不耐湿热物品和精密贵重物品的灭菌，如电子仪器、光电仪器、医疗器械、书籍、文件、皮毛、棉、化纤、塑料制品、木制品、陶瓷及金属制品、内镜、透析器和一次性使用的诊疗用品等。

二、具体操作方法

灭菌前，将待消毒物品进行包装，可选用纸、无纺布、聚乙烯等，不能使用金属箔、尼龙等。将包装好的物品摆放于灭菌柜内金属网状篮筐内或金属网架上，柜内装载物品上下均应有空隙（灭菌物品不能接触柜壁），装载量不超过柜内总体积的80%。灭菌时间120～360min。

三、使用注意事项

环氧乙烷具有毒性、致癌性、刺激性和致敏性，属于易燃易爆化学品，因此并不常用于生活消毒，只能由专业机构操作。环氧乙烷遇水后可形成有毒的乙二醇，也不可用于食品的灭菌。一旦意外与人体接触需立即处理。

第七节　背（肩）负式手动喷雾器和背负式电动喷雾器

一、背（肩）负式手动喷雾器

目前，上市销售的几类背（肩）负式手动喷雾器外观相似，材质基本以PP（聚丙烯）、PE（聚乙烯）塑料为主（也有不锈钢材质），每一个系列包括若干种药液桶容量。

背负式手动喷雾器的外形基本与图5-9所示产品相似，容量以16L最为常见，也有15L、18L和20L等类型。肩负式手动喷雾器的外形与图5-10所示产品类似，容量为3～11L。

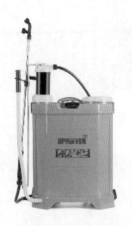

图5-9　背负式手动喷雾器

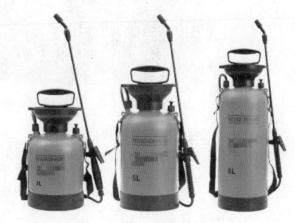

图5-10　肩负式手动喷雾器

（一）操作方法

背负式手动喷雾器的使用方法比较简单，见图5-11所示。肩负式手动喷雾器的使用方法见图5-12所示。

需要注意的是，图中均使用清水作为演示，在实际作业时，可以提前将药液配制好，然后加入药液箱；或者先向药液桶中加入少量清水，再加入消毒剂，然后加清水至所需刻度，最后充分晃动药液桶，得到混合均匀的消毒剂药液。对于背负式手动喷雾器而言，加药口处有滤网（图5-13），在药液桶内加入消毒剂时，须使消毒剂通过该滤网，这样能保证滤除消毒剂中的杂质，从而避免喷雾器发生堵塞。

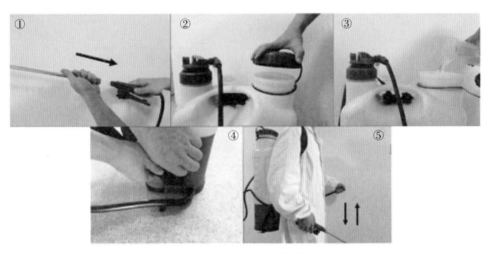

图5-11 背负式手动喷雾器的使用方法
①安装喷杆；②逆时针拧出药箱盖；③加水；④背带与底部扣牢；⑤上下打气

此类喷雾器的喷头一般可进行旋转调节，使喷出的药液能够在柱状和雾状之间转换。

同时，此类喷雾器的喷雾手柄一般可锁定（图5-14），使作业人员在长时间连续喷洒时更为轻松。

（二）维护保养

背（肩）负式手动喷雾器结构简单，使用方便，使用其正常开展消毒作业的关键在于各个连接部位的密封性，这主要通过各个垫圈来实现。如果在使用过程中发现某部分发生药液渗漏，可能是长时间使用后该部位发生了松动，先尝试拧紧；如果渗漏情况没有改善，使用购买时附赠的垫片备件进行更换，一般即可解决问题。

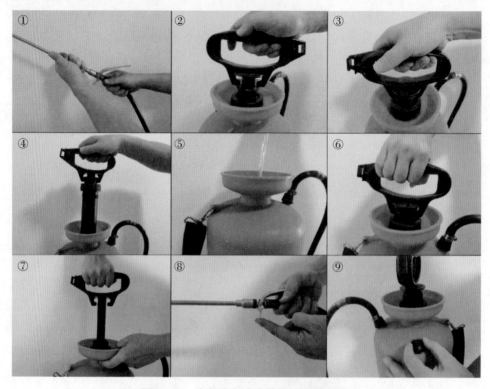

图 5-12　肩负式手动喷雾器的使用方法

①安装喷杆；②对准卡扣向下顶牢；③逆时针拧开打气棒；④拿出黑色打气棒；⑤加水；⑥逆时针拧紧打气棒；⑦上下打气；⑧打开锁定装置；⑨使用完毕，提安全阀放掉多余气体

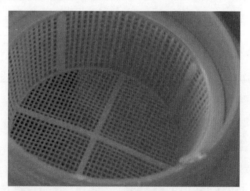

图 5-13　背负式手动喷雾器加药口的滤网

　　作业完毕后，向药液桶内加入适量清水，拧紧桶盖或打气棒后充分晃动药液桶，之后喷洒至少 2～3min 以清洗管路和喷嘴；最后倒出剩余清水，清洗滤网，并用清水浸湿抹布擦拭喷雾器外表面，收纳后准备下次使用。

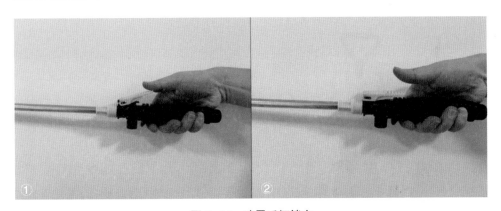

图 5-14　喷雾手柄锁定

①手动按压；②自动喷洒

二、背负式电动喷雾器

手动喷雾器的缺点之一是必须使用手动加压。随着药液的喷洒，药液桶中的压力下降，需要再次手动加压才可以继续作业，如此往复，直至完成喷药工作。随着科技的进步，出现了以充电电池和电动泵（隔膜泵）为动力来源的电动喷雾器（图 5-15～图 5-19）。其中，图 5-15 所示背负式电动喷雾器还配有一个可拆卸的两轮车架，因此也可以称为手拉式电动喷雾器；图 5-16 所示背负式电动喷雾器以独立风筒代替了喷杆；图 5-19 所示背负式电动喷雾器以背囊代替了药液箱，也称为背囊式电动喷雾器。除此之外，考虑到背负式电动喷雾器可能出现因电池损坏或电量用尽而导致喷雾器无法继续使用的情况，有厂家研制了背负式电手动两用喷雾器，如图 5-20 所示。

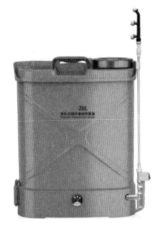

图 5-15　背负式电动喷雾器（一）

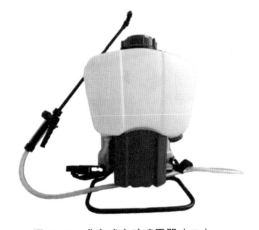

图 5-16　背负式电动喷雾器（二）

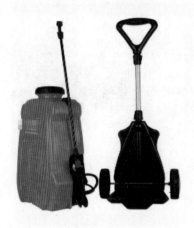
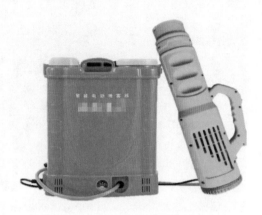

图 5-17　带有车架配件的背负式电动喷雾器　图 5-18　带风筒的背负式电动喷雾器
（手拉式电动喷雾器）

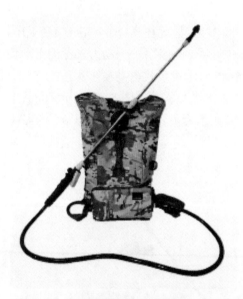
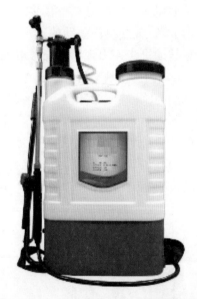

图 5-19　以背囊代替药液箱的背负式电动喷雾器　图 5-20　背负式电手动两用喷雾器
（背囊式电动喷雾器）

（一）使用方法

在使用背负式电动喷雾器前，应确保电池电量充足。其药液箱构造与背负式手动喷雾器相似；对于背囊式电动喷雾器，由于其不具有液位标识，应提前将药液配制好后再加入背囊。

配有独立风筒的电动喷雾器，独立风筒的进液口通过转换件连接喷雾器的出液口；风筒的驱动可通过电源连接线直接连接喷雾器或连接装于风筒内的锂电池。

背负式电动喷雾器的喷雾启停通过机身上或喷雾手柄上的开关控制，喷雾大小（即流量）通过机身上或喷雾手柄上的旋钮控制。

（二）维护保养

背负式电动喷雾器的维护保养主要是充电模块的维护与保养。大部分此类电动喷雾器的充电口带有保护盖，但仍要注意避免水和药液的飞溅；如果充电口沾染了水或药液，必须擦干后方可充电。另外，长期不使用时，至少每2个月对充电电池充满电1次。

第六章

现代物理消毒技术

第一节 远紫外线消毒法

紫外线（ultraviolet ray，UV）是一种高效、绿色的消毒技术，广泛应用于气、水和物体表面的病原微生物灭活。基于蛋白质等对远紫外线（far ultraviolet-C，Far UV-C）的强吸收，从 2013 年开始，美国哥伦比亚大学的研究团队发表了一系列关于远紫外线消毒和对人体友好的研究论文。2019 年新冠疫情的暴发与持续，使这项消毒技术受到了高度关注。在疫情初期，出于应急，药剂消毒和紫外线消毒都被大剂量使用。药剂消毒是化学药剂进入环境的行为，如果长期、大量使用，必须从环境保护的角度认真审视。随着抗疫的常态化，而且即使新冠病毒被彻底战胜，也必须对其他和下一个新型病毒或超级细菌等致病微生物提早预防。紫外线消毒对环境友好是它的优势，但紫外线消毒对人体不友好（伤害人体皮肤、眼睛）的特征是它的劣势，限制了它在最需要消毒的公共场所的应用。Far UV-C 消毒所需剂量辐照对人体的伤害尚未被发现，表明 Far UV-C 具备人机共存原位消毒的潜力，利用远紫外消毒是最近在世界上颇受关注的新型消毒杀菌手段之一。因此，能够消毒且很有可能不伤人体的远紫外线技术成为被关注的热点技术。

一、远紫外线的波长范围

UV 光谱是一段比可见光波长更短、能量更高的电磁辐射波段，分为 UV-A（波长为 315 ~ 400nm）、UV-B（波长为 280 ~ 315nm）和 UV-C（波长为 100 ~ 280nm）三大类（图 6-1）。其中，UV-C 可以细分为 UVGI（杀菌 UV）（germicidal UV，波为 250 ~ 280nm）、Far UV-C（波长为 200 ~ 230nm）和 VUV（真空 UV）（vacuum-UV，波长为 100 ~ 200nm）。国际标准化组织（International Organization for Standardization, ISO）对远紫外线的定义是波长为 122 ~ 200nm 的

紫外线。

国际照明委员会（International Commission on Illumination，CIE）认为远紫外线的波长范围与用途有关，但CIE没有具体定义远紫外线的波长范围。国际紫外线协会（International Ultraviolet Association, IUVA）发表的关于远紫外线的白皮书中，定义的是200～230nm（Far UV-C）。很显然，国际标准化组织对远紫外线定义（122～200nm）的基础不是"对人体友好、不产生或很少产生臭氧"。因为，122～200nm会产生臭氧。例如，包含185nm紫外线的低压汞灯俗称产臭氧紫外线灯。因此，目前"远紫外线"是一个没有清晰波长范围的模糊概念。国际紫外线协会是紫外线专业领域的专业协会，对远紫外线的定义是在专题讨论远紫外线消毒的白皮书中出现的，通常采用的Far UV-C波长范围为国际紫外线协会定义的200～230nm。

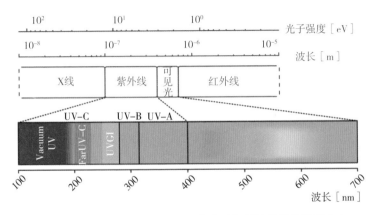

图6-1　UV-A、UV-B、UV-C在电磁辐射波段的范围及定义

（引：自国际紫外线协会发布的白皮书.Far UV-C Radiation:Current state of knowledge）

二、远紫外线的产生

（一）准分子灯

准分子灯是常用的远紫外线光源，其通过填充稀有气体和卤素的混合物，经电激发后可发射准单色光。通过填充物改变可调节准分子灯的输出波长，并通过灯设计（气体压力或成分）的优化在一定程度上调控激发态分子的电子跃迁，从而提高电光转化效率。辐射远紫外线的光源填充物为KrCl，其主峰位和半峰宽通常为222nm和4nm（图6-2）。需要指出的是，由于设计、质量的差异，不同生产商的产品辐射出的远紫外线主峰位和半峰宽会有所差异。目前，对于空气和物体表面消毒，准分子灯是最适合且技术成熟的远紫外线光源。准

分子灯的主要优点在于其可在有效消毒的同时，保持较低的人体暴露风险。然而，KrCl 准分子灯还存在少量其他发射波长，能够构成远紫外线"对人体友好"特征的是 222nm 波长的紫外线，其余波长的紫外线（约占总能量辐射的 15%）会伤人（257nm）或产生较多臭氧（200nm）。因此，远紫外线消毒灯必须配以光栅，阻挡 222nm 以外的波长放出。并且在结构上，准分子灯不同于汞灯，电极是外置的。外置的电极会发生电晕放电，从而产生臭氧。因此，用于消毒的远紫外线光源需要采取措施阻止臭氧的逸出。需安装光学滤光片对其进行滤除（特别是灭活 UV–C 250 ~ 280nm），使 UV 输出集中于远紫外线波段。此外，KrCl 准分子灯 UV–C 输出的电光转化效率远低于传统低压汞灯（主要输出波长 254nm），导致其消毒能耗较高，需在应用中予以考虑。

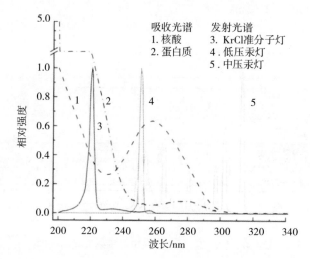

图 6-2 核酸和蛋白质的吸收光谱以及 KrCl 准分子灯、低压汞灯和中压汞灯的发射光谱

［引自：李梦凯，王佳乐，孙喆，等. 远 C 波段紫外线消毒的原理及应用前景. 环境工程学报，2023，16（11）：3530–3537］

（二）中压汞灯

中压汞灯可发射连续波段为 200 ~ 400nm 的 UV，包含远紫外线。由于 H_2O_2 在远紫外线波段的吸光度远高于 230 ~ 280nm UV–C 波段，因此中压汞灯常与 H_2O_2 结合，产生羟基自由基（–OH）高效去除水中难降解有机污染物，其工艺效能高于传统低压汞灯。然而，中压汞灯其余波段的 UV 输出量过大，很难采用滤光片技术将其滤除，即无法输出单一的远紫外线波段，造成眼睛和皮肤较大的暴露风险，不适宜作为远紫外线消毒的光源。

（三）固态 UV 光源

固态 UV 光源（如 UV 发光二极管，UV–LED）是光源领域的重要发展方向。

目前可见光固态光源已被广泛应用，波长在 265～285nm 的传统 UV-LED 发展迅猛，其功率、寿命和成本等指标快速突破，已被初步应用于空气、小规模供水、物体表面等的消毒。基于 AlGaN 薄层结构的远紫外线 UV-LED 已被研发，但其输出功率、寿命和成本等指标尚未达到实际应用级别。基于对可见光 LED 和传统 UV-LED 的研发积累，UV-LED 将在未来成为重要的远紫外线消毒光源。

三、远紫外线消毒的作用机制

核酸吸收紫外光子后，内部会形成二聚体，干扰核酸复制。对于病毒或细菌，二聚体的形成会导致细胞不能繁殖而被灭活。254nm 紫外线主要作用于微生物的核酸，破坏碱基对形成二聚体而导致微生物死亡。蛋白质对 254nm 紫外线吸收弱，这使得 254nm 紫外线能够穿透细胞膜中的蛋白质而直接作用于核酸，从而达到杀灭微生物的效果，这与实验数据中检测到环丁烷嘧啶二聚体和 6-4 光产物的增加一致，两者是由同一条 DNA 链上相邻嘧啶核苷酸之间形成的。

微生物杀灭实验数据显示 222nm 远紫外线对微生物具有良好的杀灭作用。与 254nm 紫外线主要通过破坏核酸而达到消毒效果的原理略有不同，222nm 远紫外线不仅作用于微生物的核酸，而且更容易被蛋白质吸收，在蛋白质中的吸光度是在核酸中的几十倍（图 6-3）。当使用 222nm 远紫外线进行消毒时，远紫外线既能作用于蛋白质，又能作用于核酸，由于细胞内光程较短（<1μm），病原微生物对远紫外线的吸光度低于 0.02/cm，微生物的外层蛋白质（如细菌细胞膜上的蛋白质、病毒的外层蛋白）无法大比例阻隔远紫外线辐照到内部核酸。因此，很可能远紫外线消毒兼有破坏核酸和蛋白质的两个消毒机制途径。有研究报道比较了腺病毒（adenovirus 2）的感染性和核酸损伤，在 254nm 紫外线附近两者相当，但在 222nm 附近其感染性远比核酸损伤敏感。Kang 等的研究显示，当 222nm 和 254nm 同时作用时，具有"1+1＞2"的协同作用。这可能与蛋白质被破坏有关。蛋白质是有机大分子，一旦被破坏，不可能再修复。远紫外线可被蛋白质吸收的特性有望解决困扰紫外线消毒的光复活问题。由于远紫外线具有同时攻击核酸和蛋白质的特点，一般认为它的消毒能力与传统 254nm 紫外线的消毒能力相当或更强。

四、远紫外线的消毒效果

Far UV-C（222nm）和灭活 UV-C（254nm）对不同病原微生物的灭活效果对比见表 6-1。两种 UV-C 对 SARS-CoV-2 病毒的灭活都非常有效。其中 Ma 等采用无滤光片和含滤光片下 KrCl 准分子灯，测定 SARS-CoV-2 病毒灭活速率常数分别是 $1.52cm^2/mJ$ 和 $1.42cm^2/mJ$，高于 Robinson 等的 KrCl 准分子灯（含滤光片）的实验结果（$0.64cm^2/mJ$），其原因可能是 Robinson 等实验中测试溶液吸光度（> 30/cm）高于 Ma 等的研究（0.05/cm）。Ma 等和 Storm 等测定出低压（254nm）汞灯对 SARS-CoV-2 病毒的灭活速率常数分别为 $0.79cm^2/mJ$ 和 $0.59cm^2/mJ$，低于 Far UV-C 灭活速率常数。Far UV-C 能高效灭活病原微生物的原因是蛋白质对于 222nm 附近的 UV 波长有更高的吸收率，且蛋白质失活机制的消毒效能更高，同时也说明 Far UV-C 较灭活 UV-C 拥有相似甚至更强的灭活能力。因此，在 Far UV-C 消毒数据相对缺乏的情况下，可借助低压（254nm）汞灯的数据保守预测 Far UV-C 的灭活效果。

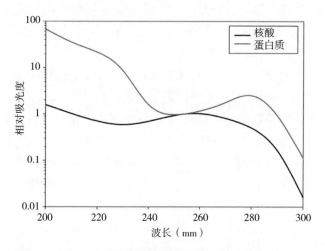

图 6-3　核酸和蛋白质的相对吸收光谱

（引自国际紫外线协会发布的白皮书 .Far UV-C Radiation:Current state of knowledge）

相对于低压（254nm）汞灯，Far UV-C 对包膜病毒（HCoV229E 和 MHV）、包膜噬菌体（Phi6）、无包膜噬菌体（MS2 和 T1UV）具有更好的灭活效果，说明 Far UV-C 消毒的高效性在不同类型病毒中普遍存在。包膜 RNA 病毒 HCoV229E 和 MHV 和无包膜双链 DNA 病毒 T1UV 噬菌体，都具有较低的生物安全性要求，且与 SARS-CoV-2 病毒灭活速率常数相似，因此可被选为 SARS-CoV-2 病毒的替代受试微生物。而 HCoV229E 和 MHV 病毒与 SARS-CoV-2 同为包膜 RNA 病毒，其结构相似性更有利于 SARS-CoV-2 病毒灭活机制的研究。Phi6 噬菌体与 SARS-CoV-2 病毒相比更难灭活，可作为保守的替代受试微生物。此外，MS2 噬菌体较 SARS-CoV-2 病毒对 UV 辐照敏感性差异较大。

表 6-1　Far UV-C（222nm）和灭活 UV-C（254nm）对致病微生物和
受试微生物的剂量响应关系

病毒种类	波长 /nm	达到相应灭活率所需 UV 剂量（cm²/mJ）				灭活速率常数 /（cm²/mJ）
SARS-CoV-2	222ᵃ（含滤光片）	1.6	3.1	4.7	6.3	0.64
SARS-CoV-2	222（含滤光片）	0.7	1.4	2.1	2.8	1.42
SARS-CoV-2	222	0.7	1.3	2.0	2.6	1.52
SARS-CoV-2	254ᵇ	1.3	2.5	3.8	5.1	0.79
SARS-CoV-2	254	1.7	4.2	5.1	6.8	0.59
MHV	222（含滤光片）	1.0	1.9	2.9	3.9	1.03
MHV	222	0.8	1.6	2.5	3.3	1.22
MHV	254	1.1	2.2	3.2	4.3	0.93
HCoV229E	222（含滤光片）	1.2	2.4	3.6	4.8	0.84
HCoV229E	222	0.8	1.5	2.3	3.0	1.33
HCoV229E	254	1.7	3.4	5.1	6.8	0.59
Phi6	222（含滤光片）	2.8	5.6	8.3	11.1	0.36
Phi6	222	3.7	7.4	11.1	14.8	0.27
Phi6	254	33.3	66.6	100.0	133.3	0.03
T1UV	222ᶜ	2.7	5.5	8.2	11.0	0.37
T1UV	254ᶜ	4.3	8.5	12.8	17.0	0.23
MS2	222ᶜ	8.9	17.7	26.6	35.5	0.11
MS2	254ᶜ	16.0	33.6	53.4	77.6	0.05

a.222 nm 如没有特殊标注均为 KrCl 准分子灯；b.254 nm 如没有特殊标注均为低压汞灯；c.NT242 系列可调谐激光器（NIST）

［引自：李梦凯，王佳乐，孙喆，等 . 远 C 波段紫外线消毒的原理及应用前景 . 环境工程学报，2023，16（11）：3530-3537］

传统灭活 UV-C 对不同介质（如空气、水和物理表面）的病原微生物均具有较强的消毒能力，多项研究已证明 UV-C 对空气及飘落物体表面的气溶胶飞沫（高传染性病毒的重要传播途径）具有明显的消毒效果。Far UV-C 较灭活 UV-C 具有更短的波长和更高的光子能量，虽然这些较短的远紫外线波长更容易被目标病原体吸收，但它们也可能被吸收，易被周围介质吸收，导致减少失活。空气中气溶胶飞沫本身通常含有较高浓度的蛋白质，会吸收 Far UV-C 并降低其在气溶胶内的穿透。由于气溶胶的直径和组成差异会对消毒产生不同程度的影响，因此，Far UV-C 对气溶胶飞沫病原微生物的灭活是一个复杂的过程。现有各介质灭活结果初步表明，介质对 Far UV-C 灭活 SARS-CoV-2 病毒的影响并不显著。目前，通过病原微生物悬浮液测定 UV 灭活曲线的方法已较为成熟，该方法测得的数据可用来代表不同介质中 Far UV-C 的灭活效果。美国政府工业卫生学家协会（American Conference of Governmental Industrial Hygienists, ACGIH）和国际非电离辐射防护委员会（ICNIRP）规定 Far UV-C 暴露安全值分别为 $23mJ/cm^2$ 与 $25mJ/cm^2$，Far UV-C 阈值剂量足以灭活大部分空气、水、物体表面的病原微生物，阻断高传染性疾病的传播途径。

目前，对远紫外线的研究主要集中于光源、消毒效果及安全性，其灭活的影响因素（介质吸收和颗粒的影响）、多波长协同灭活机制等尚需进一步研究。

五、远紫外线的生物安全性

根据光化学第一定律，只有被吸收了的光子才能诱发光化学反应。在光子到达细胞之前，必须经过一定的路程，即穿过一些介质。光子能量越高，反应性越强，从而在介质中的穿透距离越短。相对于传统的 254nm 紫外线消毒，远紫外线光子的能量更高，更容易在介质中衰减。图 6-4 和图 6-5 展现了不同波长的 UV 对人体皮肤和眼角膜的辐射穿透效果。波长为 222nm 的 Far UV-C 不能穿透皮肤角质层和眼睛角膜上皮。这是因为皮肤损伤只有在 UV 穿透皮肤表皮层（角质层、颗粒层和棘层）辐射到基底层损伤 DNA 才会形成。而 Far UV-C 波长较传统 UV 更短，会被皮肤细胞在生命周期结束时构成的角质层强烈吸收，在完成消杀的剂量下无法穿透皮肤组织。对于眼睛，角膜厚 $500 \sim 600\mu m$，角膜外侧覆盖有厚约 7mm 的泪膜，Far UV-C 同样无法穿透。对于现实中存在的皮肤敏感个体，其皮肤角质层厚度与正常人无显著性差异，同样地对于眼干燥症患者而言，其泪膜厚度也与正常人无异，不存在暴露 Far UV-C 辐射风险。而细菌和病毒的尺寸通常 < 1μm，Far UV-C 能在短时间内破坏细菌、孢子体，以及病毒中的蛋白与核酸结构，令病原体失去活性无法再生。因此，理论上，远紫外线不会对人体造成伤害，但对尺寸在微米或纳米级病毒或病原微生物仍可以灭活。

Far UV-C 辐射人体和无毛小鼠皮肤的研究结果表明，使用远超现有安全阈值的剂量辐照，尚未观察到其对皮肤可量化的辐照损伤。Woods 等使用 Far UV-C 辐照人体背部，发现 $40 mJ/cm^2$ 的辐照就会使皮肤出现红斑。这可能是由于实验使用未经过滤的 KrCl 准分子灯，同时产生了波长 > 230nm 的 UV-C。

Fukui等在2020年重复此试验，改用滤光片过滤掉＞230nm UV 的 KrCl 准分子灯，在剂量相近甚至更高的情况下（50～500mJ/cm²）也未观察到皮肤出现红斑或其他风险。研究人员在检测了 Far UV-C 辐照的动物皮肤中 DNA 主要光照产物环丁烷嘧啶二聚体（CPDs）的分布，发现 CPDs 数量有限且仅出现于皮肤表层。HICKERSON 等使用人类体外腹部皮肤进行了相似试验，使用 Far UV-C（6100mJ/cm²）辐照后仅在表皮最上部出现了较少的 CPDs，而使用 UV-B（515mJ/cm²）辐照后在表层和基底层均检测到 CPDs。

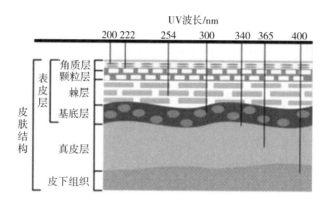

图 6-4　UV 对人体皮肤的辐射

（引自：孙文俊，秦思刚，韦婷婷.远紫外线技术在公共交通疫情防控中的应用.城市轨道交通研究，2023,6:174-179）

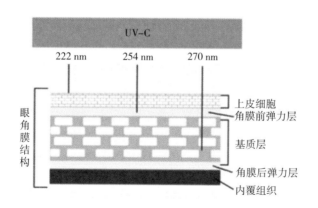

图 6-5　UV 对人体眼角膜的辐射

（引自：孙文俊，秦思刚，韦婷婷.远紫外线技术在公共交通疫情防控中的应用.城市轨道交通研究，2023,6:174-179）

2名研究人员自愿使用前臂皮肤进行了条件相同的 Far UV-C 辐照，试验结果与体外腹部皮肤试验结果相同。由于高剂量的 UV-B 对人体伤害较大，因此未进行基于 UV-B 的人体对照试验。可以看出 Far UV-C 辐照皮肤后 CPDs 只出现在无增殖能力的表层细胞上，没有到达拥有增殖能力的基底层，因此研究人员认为其没有致癌风险。Far UV-C 辐照安全性试验中，辐照剂量远高于 Far UV-C 的安全阈值（23mJ/cm^2，ACGIH），而安全阈值又高于消毒所需剂量，间接证明合理使用 Far UV-C 消毒不会导致皮肤损伤。

Kaidzu 等通过动物实验评估，发现 Far UV-C 在 207nm 和 222nm 引发角膜炎的安全阈值分别超过 10 000mJ/cm^2 和 3500mJ/cm^2，远高于目前 ACGIH 的 Far UV-C 安全阈值。Kaidzu 等还进行了角膜组织学染色评估，使用 CPDs 作为 DNA 损伤的标记，在 222nmFar UV-C 辐照下，仅在大鼠角膜上皮最外层细胞中观察到 CPDs。而这些细胞在几天内就会正常脱落，数据也表明 12h 后角膜上皮最外层细胞检测不到 CPDs。作为对照，在 254nm UV 辐照下，CPDs 在角膜各层（包括角膜内皮）均被发现，且 12h 后角膜上皮中仍检测到 CPDs。这表明 222nm 波长的 UV-C 几乎不能穿透角膜上皮，而 254nm 则能够穿透上皮细胞和基质层。此外，实验中同样使用 222nmFar UV-C 辐照小鼠、猪和兔的眼部，同样只有在角膜上皮最外层检测到 CPDs，且角膜上皮会正常脱落。与皮肤辐照实验类似，眼部辐照实验中 Far UV-C 剂量远高于安全阈值，间接证明了 Far UV-C 安全消毒剂量下不会对角膜产生危害。

六、远紫外线技术的应用

Far UV-C 技术具有消杀可控性和灵活性，且不受应用环境限制，长远来看较其他消杀方式更具有经济适用性，可用于有人的场景，对于人员密度高、人流量大的场所，以及医院（尤其发热门诊）这种高风险场所具有特别的优势，也适用于城市公共交通，可满足公共交通系统疫情防控消杀需求。目前，国内外多个公司开发了可应用于不同领域的 Far UV-C 消毒设施，如高风险人员密集空间和封闭空间内空气消毒的壁挂式和下射式灯具，物体表面、紧凑空间、贵重仪器等消毒的手持式灯具和消毒门等。此外，随着未来更多类型的 Far UV-C 光源出现，其将对阻断高传染性疾病的传播起到重要作用。

Far UV-C 消毒灯 – 表面消毒：在电梯按钮、刷卡器等位置直接安装 Far UV-C 消毒灯，对其表面进行照射消毒，避免因触摸、接触而引起的病毒传播。此场景下，Far UV-C 消毒灯的使用面积较小，但使用频率高，可设计小功率光源消杀模块进行部署。

Far UV-C 消杀通道 – 表面消毒：Far UV-C 消杀通道是指将 Far UV-C 光源部署于安检门上，形成安全消杀通道。将其部署于城市轨道交通出入口、高速铁路进站口、航站楼进站口等位置，主要对进站人员体表进行消毒，相当于切断病毒传播源头。此场景下，Far UV-C 光源集中对通道内区域进行消毒，消杀通道可设计成移动式消毒仓，占地面积小，易于部署实施。

Far UV-C 消毒过滤器 – 空气气溶胶消毒：Far UV-C 消毒过滤器是指在通风系统通道内部署 Far UV-C 光源，通过空气循环系统对流动空气进行杀菌过滤。以相对密闭、人流量大的火车、城市轨道交通车厢，以及半封闭式的公共汽车车厢为例，除在扶手、走道设置 Far UV-C 消毒灯外，还可配套设置 Far UV-C 安全消毒过滤器，在增加空气流动的同时进行空气过滤，有效降低病毒在空气中的传播风险。

七、总结与展望

现阶段 Far UV-C 技术的应用还存在以下问题。

1. 现有 KrCl 准分子灯的滤光片技术所能达到的过滤截止波长多为 230 nm 以上，未来还需研究能完全过滤有害波长的技术。

2. 美国政府工业卫生学家会（ACGIH）、国际非电离辐射保护委员会（ICNIRP）对波长为 222 nm Far UV-C 设置的安全阈值为 23 mJ/cm²（每天暴露时间为 8 h）。但在 2020 年 ACGIH 发布的 UV 安全阈值"预期变更公告"中首次将波长 300 nm 以下眼睛和皮肤的限值分离，即将现在施行的波长为 222 nm 的阈值 23 mJ/cm²（不区分眼睛和皮肤）修正为 161 mJ/cm²（眼睛）和 479 mJ/cm²（皮肤）。对于安全阈值是否可以提高，需要大量的实质性研究来证明。使用超安全阈值的辐射强度（500 ～ 600 mJ/cm²）进行皮肤和眼睛的照射试验，结果表明对人体安全，但该研究并非由专业部门组织发布，仍需更多的研究数据来支撑。故在应用过程中，需以最保守的安全阈值为设计基础，同时需综合考虑各方面因素和实际场景是否在此基础上对安全阈值进行调整，以实现安全高效的病毒消杀。

3. 与 Far UV-C 应用相关的安全问题是产生 O_3 的可能性。O_3 已被证明会影响呼吸和神经系统。Far UV-C 光源产生 O_3 的原因主要有两种：①作为光源的准分子灯灯管外表面在高压下产生电晕放电产生 O_3；②短波 UV（波长 ≤ 242nm）光子作用于氧分子产生 O_3，同时 O_3 也在光子作用下分解，即循环的光化学反应产生 O_3。前者 O_3 产生量与光源的结构和功率有关，后者与发射光谱、功率、安装环境、空气循环和交换率等有关。因此，在实际应用过程中，光源制造商及设计人员需要考虑灯具设计、发射光谱、灯具功率、灯具占空比、房间容积、空气循环和空气交换率等指标来验证光源是否存在 O_3 风险。对于 Far UV-C 灯产生的臭氧的检测还未建立统一的标准方法，这主要与测试方法和测试环境的差异有关，同时也需大量实践应用的积累，因此，Far UV-C 在较小的封闭空间使用时，应注意与通风系统或臭氧淬灭系统（如还原性物质及活性炭）联合，将臭氧浓度维持在安全标准以下。此外，部分 Far UV-C 光源采用滤光片，尽量滤除短波段（波长＜222 nm）UV，降低臭氧生成。目前市场上生产的 Far UV-C 光源几何结构、输出功率不同，也存在使用时长和应用空间差异，Far UV-C 光源的臭氧风险难以准确评估。因此，在设计合适的臭氧控制措施的同时，还需考虑 Far UV-C 光源臭氧风险的监测与评估方法，为标准化应用提供依据。

4.其他技术要求：如 Far UV-C 光源的安装位置、光源密度等的确定，需要结合消杀范围等具体需求，利用空气消毒 UV 辐射流场模拟技术进行合理化布置，同时在产品材料的使用方面，需要应用新型抗 UV 辐射材料。

第二节　脉冲强光杀菌技术

脉冲强光杀菌技术是一种冷杀菌技术。其产生的脉冲强光能在极短时间（10～100 μs）内，以光辐射形式释放高能量，产生极高峰值功率（可达兆瓦级），进行闪照杀菌。脉冲强光杀菌技术由一个动力单元和惰性气体灯（氙灯）单元组成。动力单元可提供高压高电流，为氙灯提供脉冲能量，使氙灯发出从紫外线至近红外线区域的光线（200～1100 nm），其光谱与太阳光接近，强度比太阳光强数千倍至数万倍（图6-6）。

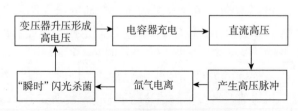

图 6-6　脉冲强光杀菌技术路线

一、脉冲强光杀菌原理

脉冲氙灯发出的光谱范围广，可以覆盖200～1100nm的光谱；研究表明，其同时在 200～275nm（UV-C）和 275～320nm（UV-B）的紫外波段有很高的峰值，此外，在可见光部分（400～760nm）和红外线部分（760～1000nm，对微生物有热效应）均出现了仅次于紫外部分的峰值。

脉冲强光杀菌机制主要有以下3个方面。

1.光化学反应　脉冲强光光谱中的紫外光部分（有研究表明，脉冲光瞬间有效杀菌能量可达紫外线灯能量的 10 万倍）通过形成胸腺嘧啶二聚体，导致细胞死亡。

2. 热效应　脉冲强光光谱中的可见和红外部分对微生物的热效应，可导致酶和其他细胞成分的钝化、失活。

3. 脉冲效应　脉冲强光的穿透性和瞬时冲击可破坏细胞壁和其他细胞成分，导致细菌死亡。

早期学者认为脉冲强光对微生物的致死作用可能主要是通过 UVC 完成的，其他波段的光具有一定的协同作用，因此有学者认为脉冲强光等同脉冲紫外强光，但是脉冲强光光谱范围更宽且具有高能量和高强度等特点，对细胞的破坏作用比单独某一波段的光更强、更全面，与普通紫外线杀菌有明显的区别，不宜等同理解。

二、脉冲强光杀菌特点

1. 杀菌能力强　从杀菌原理上看，脉冲强光宽谱的光可对菌体细胞的细胞壁、细胞膜、核酸结构及其他大分子和蛋白质产生更全面的、不可逆的破坏作用（对繁殖型细菌可有效杀灭，而同样基于光辐射杀菌机制的紫外照射法则有光致复合作用存在）。

2. 杀菌效率高　耗时短，研究表明对实验物品表面闪照数次，耗时数十秒或数分钟可达到较高的细菌杀灭率。

3. 安全性较高　目前常用的紫外杀菌灯为低压汞灯，脉冲氙灯灯管中的填充气体为惰性气体氙气，不存在汞泄漏的问题。脉冲氙灯灯管材料可以滤过真空紫外线，不产生臭氧，可避免臭氧超标带来的危险。

三、局限性

1. 成本高　普通紫外线杀菌灯，成本在几十到几百元不等，脉冲强光杀菌一套装备造价在几千到几万元不等。

2. 体积大　普通紫外线杀菌灯仅需安装一支灯管，使用 220V 家用交流电即可。脉冲强光杀菌装备核心部件包括灯管、升压电源、降温装置等，体积较大。

3. 灯管寿命　高压脉冲电流对氙气灯管冲击严重影响灯管寿命。GB / T19258.1—2022 中要求紫外线杀菌灯的平均寿命不低于 5000 h，远超氙气灯管。

脉冲（紫外）强光是一项相比传统物理、化学杀菌手段有着巨大优势的技术，但是目前国内研究仍较少，综合性效果评估实验和数据相对缺乏，仍需要更多针对各类细菌、病毒杀灭效果评估的大数据试验来验证，应用、推广要慎重。

第七章

现代化学和生物消毒技术

为提高环境消毒剂的消毒效果，传统的使用方法就是选择不同化学性质的消毒剂交替使用，现在出现了一类新型的环境消毒剂产品，可以改变传统的交替消毒的方法，减少消毒费用的支出，提高消毒效果。

传统环境消毒剂的组成成分比较单一，通常未经过精密的配方，在实践中，为防止病原微生物产生抗药性效果，通常交替使用不同化学性质的消毒剂。如单独使用碘制剂消毒就会出现某些微生物对碘制剂抗药的结果，单独使用季铵盐类消毒剂或苯制剂时，也无法杀灭裸病毒和能够形成芽孢的细菌。因此使用传统消毒剂时采用的消毒方法就是交替更换不同化学性质的消毒剂，以提高消毒效果。随着科学技术的发展，环境消毒产品也在不断创新，新型消毒剂产品改变传统的单一组分，而由多种成分经过精密配方生产出来，新型消毒剂与单一成分消毒剂有很大区别，也不需要与其他产品交替使用。

新型消毒剂产品通常具有组分的广谱性，各组分对消毒效果产生加性效应，应用范围广泛，便于现场使用，残效期长，化学特性稳定。

第一节　新型抗菌涂层

抗菌剂主要分为有机抗菌剂和金属抗菌剂，有机抗菌剂包括各类植物精油、有机金属化合物、季铵盐等；金属抗菌剂主要包括银、铜、锌等。对于金属抗菌剂，铜等带有颜色，锌的抗菌能力不高，因此最广泛使用的金属抗菌剂是银，但是银属于重金属，长期接触会对人体造成伤害。天然抗菌剂来源于植物的提取，安全性高，但此类抗菌剂属于小分子化合物，在聚合物树脂中易迁移，难以长效抗菌，且同剂量添加抗菌剂的抗菌效果也不如金属抗菌剂。如何解决抗菌剂在涂层中抗菌效果的长效保持，以及提高同等剂量添加抗菌剂的抗菌效果是研究的难点。

目前有专利报道提供一种以 Cu、Zn、Ga 等贱金属氧化物作为活性组分、具备对空气中细菌和真菌的长久高效杀灭效果的空气微生物净化抗菌涂层。抗菌涂层以 150～200g/L 涂覆在直通式蜂窝陶瓷载体上，抗菌涂层中含有 $CuO-Ga_2O_3-TiO_2$ 复合氧化物、硅铝分子筛和硅溶胶固含物，Ti:Cu 的摩尔比为（0.8～2.5）：1，Ga:Cu 的摩尔比为（0.02～0.05）：1，$CuO-Ga_2O_3-TiO_2$ 复合氧化物和硅铝分子筛的质量比（8～10）：1，其余为硅溶胶固含物。

应用于空气微生物净化的抗菌涂层，其制备方法包括以下步骤。

1. 将 $Cu(NO_3)_2 \cdot 3H_2O$ 和 $Fe(NO_3)_3 \cdot 9H_2O$ 按照摩尔比为（1～2.5）：1 混合后加入去离子中搅拌至完全溶解，之后加入 TiO_2 粉体于上述水溶液中，TiO_2 与 $Fe(NO_3)_3 \cdot 9H_2O$ 的摩尔比为（2～2.5）：1，然后持续搅 1～2h 得到前驱混合液。

2. 通过滴加碱性试剂将步骤1所得的前驱混合液 pH 调到 9～11，搅拌 1～2h 后将混合液进行减压过滤，过滤后得到的滤饼用去离子水洗涤后再进行减压过滤，重复上述洗涤过滤步骤 3～4 遍；之后将滤饼置于 100～120℃ 的电热鼓风干燥箱中干燥 4～6h，然后将干燥后的滤饼置于 400～500℃ 马弗炉中焙烧 4～6h，马弗炉的温度上升速率控制在 5～10℃/min，最后得到 $CuO-Fe_2O_3-TiO_2$ 复合氧化物。

3. 将 $CuO-Fe_2O_3-TiO_2$ 复合氧化物粉碎、压片、研磨，过筛制得 20～40 目的粉体，然后将上述粉体置于气氛管式炉中，通入 H_2 并加热管式炉至温度到 400～500℃，等待气氛管式炉进出口 H_2 浓度不再发生变化时，停止加热，自然降至室温后停止通 H_2。

4. 将步骤3所得复合氧化物粉体置于 10%～20%HCl 溶液中，持续搅拌至不再有气泡产生，然后将混合液进行减压过滤，过滤后得到的滤饼用去离子水洗涤后再进行减压过滤，重复上述洗涤过滤步骤 3～4 遍，之后将滤饼置于 100～120℃ 的电热鼓风干燥箱中干燥 4～6h，得到 $CuO-TiO_2$ 复合氧化物粉体。

5. 将 $CuO-TiO_2$ 复合氧化物粉体粉碎后置于粉体搅拌机中搅拌，控制 Ga：Cu 的摩尔比为（0.02～0.05）：1，滴加 $Ga(NO_3)_3$ 水溶液至 $Cu-TiO_2$ 复合氧化物中，控制滴加 $Ga(NO_3)_3$ 溶液的总质量为 $Cu-TiO_2$ 复合氧化物粉体质量的 20%～30%，完成滴加过程后将粉体取出并置于 100～120℃ 的电热鼓风干燥箱中干燥 1～2h，然后将粉体置于马弗炉中 400～500℃ 焙烧 4～6h 得到 $CuO-Ga_2O_3-TiO_2$ 复合氧化物粉体。

6. 将 $CuO-Ga_2O_3-TiO_2$ 复合氧化物粉体和硅铝分子筛按质量比（8～10）：1 混合，加入离子水混合形成悬浊液，球磨控制悬浊液 D_{90} 在 1～3μm，之后加入相当于悬浊液粉体质量 3%～5% 的硅溶胶形成抗菌涂层浆料，将抗菌涂层浆料涂覆在直通式蜂窝陶瓷载体上，涂覆量控制为 150～200g/L，涂覆完成后将直通式蜂窝陶瓷载体置于 120～150℃的电热鼓风干燥箱中干燥 1～2h, 然后置于马弗炉中 400～500℃焙烧 1～2h 制备得到抗菌涂层。

这项专利通过选择性溶解工艺将共沉淀法制备得到的铜铁钛复合氧化物中的 Fe 氧化物选择性溶解去除, 因而极大增加了 CuO 活性组分与外界环境的微观接触面积并提高了其分散程度; 同时应用初湿浸渍工艺将 Ga 组分高度分散附着在 Fe 氧化物溶解去除后留下的空位中, 形成了 Ga_2O_3-CuO 协同抗菌活性体系。此外, 通过硅铝分子筛的加入提高了涂层对空气中微生物气溶胶的吸附作用, 吸附的细菌和真菌等微生物与抗菌活性组分充分接触达到了高效且持久的抗菌效果, 有效净化了空气环境, 降低了感染风险。

第二节　大蒜 E 素

大蒜素能与细菌中的结构蛋白(如膜蛋白)或功能性蛋白(如酶)等的半胱氨酸残基的 –SH 反应, 烯丙基硫部分连接到反应物巯基上, 形成二硫化合物, 可以降低细菌的总巯基水平, 破坏菌体细胞膜系统, 影响菌体生长环境, 从而抑制了菌体的生长和繁殖。与青霉素相比, 大蒜素与半胱氨酸残基的 –SH 的反应不受相邻氨基酸基团的影响, 因而会有一定的分散性, 表现出广谱抗生素的特点, 能抑制革兰氏阴性菌和革兰氏阳性菌及其他病原体(如真菌), 但在杀菌作用上, 它没有青霉素那样强效。大蒜素的前体和降解物只有在浓度特别高时才有杀菌效果, 如浓度为 0.17 mmol/L 的大蒜素对大肠埃希菌和葡萄球菌的生长起到抑制作用, 但是降解物的抑菌浓度要达 5.95 mmol/L, 是大蒜素的 35 倍(体外试验)。另外, 一些大蒜素的衍生物可以对一些细菌的抑制生长能力更强, 但是大蒜素拥有更广谱的抗菌能力, 需要注意的是: 体外研究显示大蒜素对大肠埃希菌、枯草芽孢杆菌、金黄色葡萄球菌的最低抑菌浓度不低于 6%(大蒜汁); 而在 55℃时, 大蒜素的抑菌活性就会下降, 在温度＞ 85℃时, 抑菌活性几乎完全失去; pH 环境也会影响大蒜素的抑菌能力, 在环境 pH 为 3 时, 大蒜素的抑菌能力就有所下降。

中国科学院有机化学研究所研究员姜标院士(国际欧亚科学院院士)团队在开展"基于天然蒜素类化合物的新型文物熏蒸消毒剂合成与剂型研究"的基础上, 研发了大蒜 E 素三元配方即乙蒜素亚砜(ALE)。大蒜 E 素具有诸多优点: 与天然大蒜素相比, 大蒜 E 素保留了抗菌活性部位——硫代亚磺酸酯结构, 实验表明其具有更好的抗菌活性, 抗真菌效果是天然大蒜素的 40 多倍。加之极低的毒副作用, 故可以很好地应用于真菌感染的防治。空气悬浮实验发现, 在

5×10^{-6} 浓度下，大蒜 E 素即可实现高效无残留抑菌，这表明低剂量的大蒜 E 素可以有效抑制细菌生长繁殖（图 7-1）。

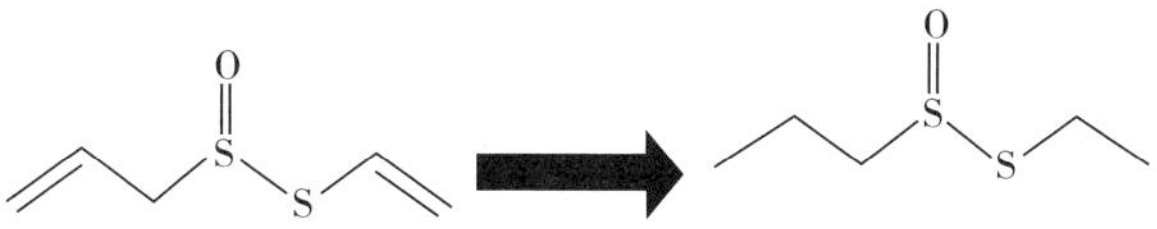

图 7-1 大蒜 E 素化学结构式

据研究，大蒜 E 素具有无残留、无腐蚀、无刺激、无毒副作用的特点，对人体友好，对环境无污染，能更好地用于文物的熏蒸防霉处理，对于古文物保护具有重要意义。正是基于此点，大蒜 E 素目前正被应用于中国三星堆遗址文物考古中防治象牙真菌的工作。大蒜 E 素胶状缓释产品可持续将有效成分扩散到空气中，杀灭考古作业环境中的真菌；大蒜 E 素喷雾可直接喷淋到文物表面，结合低温处理来杀灭文物上的真菌。

如上所述，大蒜 E 素能有效杀灭空气中的病毒及真菌。而世界上 41 种主要传染性疾病中经空气传播的就有 14 种。新型冠状病毒（COVID-19）通过气溶胶进行空气传播的危害性比通过物体表面传播强 1000 倍。有效的空气消毒及净化是预防传染性疾病发生的重要措施之一。

根据上海市疾病预防控制中心分子流行病学研究室主任王文静博士对大蒜 E 素消毒液空气消毒效果的研究表明，将大蒜 E 素使用于空气消杀中，最高消除率为 92.86%。消毒液按 1 ∶ 5 倍稀释后，作用 5min，杀菌率即可达到 85.44%；作用 30min，杀菌率可以达到 91.11%。并且在消毒操作完成 6min 后，杀菌率仍旧维持在 85% 以上。

目前，蒜素类系列消毒产品有空气消毒液、物体表面消毒液、抑菌剂、低温物体表面消毒液等。以上产品已被广泛应用于大型场馆、寺庙古刹、机场、学校、政府会议、养老院、政府行政中心等公共场所的消杀工作。

第三节 复合溶葡萄球菌酶

复合溶葡萄球菌酶溶液是以重组溶葡萄球菌酶、溶菌酶及醋酸氯己定为主要成分的用于皮肤消毒的外用消毒剂。重组溶葡萄球菌酶可以切断革兰氏阳性菌细胞壁肽聚糖中的五肽 Gly-Gly 键，从而快速杀死细菌，且不易使细菌产生耐药性，即使是耐甲氧西林金黄色葡萄球菌（MRSA）、耐万古霉素金黄色葡萄球菌（VRSA）等耐药性金黄色葡萄球菌也很难对其产生耐药性。含溶葡萄球菌酶 0.9996U/ml，溶菌酶 42 958U/ml 的抗菌洗液原液作用 10min，对载体上大肠埃希菌和金黄色葡萄球菌的杀灭率均达到 100%；对载体上白念珠菌平均杀灭率为 98.98%。

溶菌酶能选择性地分解微生物的细胞壁，具有杀菌、抗病毒等功效，其生物相容性较好，具有对组织无刺激和无毒性等优点，在医疗、生物学、食品工业等领域有着广泛的应用。

醋酸氯己定分子为阳离子带正电荷，而细菌的细胞膜外层的磷脂官能团带负电荷，两者相互作用并吸附在一起，从而造成各种微生物细胞膜的破裂损伤，使细胞内容物外溢，达到杀灭细菌的效果。由于三者作用位点及杀菌机制有所不同，将三者复配能够拓宽酶类消毒剂的杀菌谱，提高酶类消毒剂的抗菌能力。复合溶葡萄球菌酶溶液由于其无毒性、无刺激性及不易产生耐药性的独特杀菌机制，在医疗领域已广泛应用于外科、烧伤创伤科、妇产科、口腔科、皮肤科和耳鼻喉科等的冲洗、消毒和治疗。

第四节　表面长期消毒用抗微生物涂层

根据世界卫生组织的报告，通过空气传播和水传播的病原体（如肺结核、下呼吸道感染和肺部感染）属于前十大人类致死因素，每年导致数百万人死亡。目前，过滤技术仍然是用于空气、水的净化和消毒的最有效和最经济的手段。然而，已知传统的过滤技术的问题在于过滤器中俘获的微生物仍然保持活性，它们能够在过滤器中生长并且繁殖。例如，在空气过滤器中，温暖潮湿的环境促进微生物的生长不仅降低了过滤器的性能，而且那些易于通过过滤器消除的致病菌、病毒和真菌的繁殖导致待过滤的空气存在明显被污染的风险；超小的细胞和病毒会穿透过滤器。

某些方案试图解决空气和水过滤器中的微生物繁殖、污染和结垢问题。与此相关的例子包括加入光催化剂；加入金属（例如银纳米颗粒）或金属氧化物（例如氧化锌纳米颗粒）；在过滤介质中加入其他抗微生物剂（例如抗生素、有机季铵盐、苯酚衍生物和异噻唑啉类化合物），以及在过滤过程中组合使用辐射技术（例如紫外光、磁场或电场、等离子体和极化处理）。这些解决方案存在许多弊端。例如，光催化消毒需要额外的光源、需要长时间、对湿度敏感并且催化剂表面易受污染。使用银纳米颗粒提高了材料和制造成本。此外，广泛使用和滥用抗菌银导致了耐银和抗银细菌的出现。虽然辐射处理相对安全并且能够快速杀菌，但是额外的电气设备和电能导致更高的设备和杀菌成本。由于这些原因，使用辅助技术及包括天然和合成抗微生物剂的过滤器的可制造性、安全性和长期稳定性仍然受到广泛关注。

表面长期消毒用抗微生物涂层技术的发现克服了上述缺陷，采用即时特定胶体封装的抗微生物剂混合物制备的过滤器提供了可测量的、意料不到的好处，所采用的抗微生物剂混合物包含杀生物剂，如二氧化氯、过氧化氢、过氧酸、醇类化合物、酚类化合物、精油、精油的抗微生物组分（精油包括但不限于百里香油、茶树油、迷迭香油、桉树油、柠檬醛油及其有效抗菌成分）、漂白剂、抗生素、抗微生物的植物化学物质及其组合所构成的组中的至少一种抗微生物组分；至少一种挥发性或半挥发性的抗微生物剂，抗微生物剂混合物位于能够改变和控制所封装的抗微生物剂的释放的无机 – 有机壳体内。无机 – 有机壳体包含一种或多种聚合物及一种或多种金属化合物，例如金属氧化物、金属盐、金属配合物和（或）金属颗粒，无机材料在无机 – 有机壳体中的含量可占总重量的 0.5% ～ 95%，具有释放杀灭、接触杀灭和抗微生物附着的性能。抗微生物涂层溶液可以涂覆在多孔和无孔的表面上，从而产生针对微生物的具有释放杀灭、接触杀灭和抗微生物附着的组合性能的抗微生物表面。表面长期消毒用抗微生物涂层技术可以延长杀生物剂的作用时间，保持杀菌消毒活性，延长产品的使用周期。

第八章

防疫及消毒现场应用指南

一、常备的防疫物资

常备防疫物资包括口罩（医用外科口罩或 N95 口罩）、免洗手消毒液、一次性橡胶手套、含氯或二氧化氯消毒泡腾片、喷壶、病原体检测试剂盒。使用完毕前及时向上级申领或自行采购。所有使用过的防疫物资应当集中收集，按照要求安全处理。

二、疫源地消毒

（一）疫源地消毒总要求

传染病疫源地消毒的总要求是及时、有效和彻底。及时，是指及时发现与管理传染源，及时进行消毒处理；有效，是指根据传染源地和污染物品的特点，以及病原体对消毒处理的耐受能力，选用适宜而有效的消毒方法；彻底，是指根据流行病学调查，做到消毒不遗漏污染物品、不断缩小范围。

（二）疫源地消毒应遵循的原则

1. 消毒时间的确定　为减少传播机会，接到甲类传染病中的鼠疫、霍乱，以及乙类传染病中的肺炭疽和艾滋病的疫情报告后，城市应在 6h 内，农村应在 12h 内落实消毒措施，其他传染病按病种不同应在 24 ～ 48h 落实消毒措施。消毒持续时间应以传染病流行情况和病原体监测结果为依据。只有在既无新发病例，又在疫区内连续 3 次未检出病原体的情况下，最好是经过一个潜伏期后观察有无新发病例出现再决定是否继续消毒。

2. 消毒范围和对象的确定　消毒范围和对象的确定以传染病排出病原体可能污染的范围为依据。一般在消毒前，必须进行流行病学调查。首先了解疫源地的性质，确定是否需要消毒；其次应明确哪些地点、哪些物品上可能存在病原体，再进行消毒对象的选择。

例如，肠道传染病，消毒对象主要是患者排出的粪便和呕吐物，以及被粪便或通过患者的手而污染的衣服、床单、日用品、门把、家具等；呼吸道传染病，消毒对象则是空气、分泌物及其污染的物品等。乙肝和丙肝等血液传播性疾病可能有经唾液、口、血液及性接触传播等，应对患者的用具、医疗器械和手等进行消毒。痢疾或伤寒暴发时，主要消毒水和食物及有关餐饮具。

3. 对疑似及不明原因传染病疫源地的消毒处理　对疑似传染病疫源地可按疑似的该类传染病疫源地进行消毒处理；对不明原因的传染病疫源地，应根据流行病学指征确定消毒范围和对象，采取最严格的消毒方法进行处理。

4. 个人防护原则　执行消毒隔离的人员，必须了解该疾病的传播途径及消毒处理对象的性质，采取适当的自我防护措施，自我防护措施主要执行消毒处理的人员穿戴隔离服和防护服、预防性用药等。

5. 与其他传染病控制措施相结合，做好传染源的管理　对于传染性强的传染病的传染源、密切接触者采取严格的封锁隔离措施。此外，媒介生物的机械传播不容忽视，因此必须做好媒介生物的防控工作。搞好饮食、饮用水、污水的消毒及卫生管理，做好环境卫生，并加强对易感人员的保护。

（三）疫源地随时消毒的注意事项

对患者根据病情做到"三分开"与"六消毒"。

1. "三分开"

（1）分住室（条件不具备可用布帘隔开，至少要分开床）。

（2）分饮食。

（3）分生活用具（包括餐具、洗漱用品、便盆、痰盂等）。

2. "六消毒"

（1）消毒分泌物或排泄物（如呼吸道传染病主要为口鼻分泌物，肠道传染病主要为粪便，接触性传染病主要为脓液、痂皮等）。

（2）消毒生活用具。

（3）消毒双手。

（4）消毒衣服、被单。

（5）消毒患者居室。

（6）消毒生活污水。

（四）疫源地终末消毒的消毒程序

1. 消毒人员接到传染病疫源地消毒通知后，应在规定时间内迅速赶赴疫点开展终末消毒工作。

2. 在出发前，应检查所需消毒用具、消毒剂和防护用品，做好准备工作。

3. 在消毒人员到达疫点，首先查对门牌号和患者姓名，并向有关人员说明来意，做好防疫知识宣传，禁止无关人员进入消毒区域。

4. 脱掉外衣，放在自己带来的布袋中（不要放在污染或可能受到污染的地方）。更换隔离服、胶鞋、戴上口罩、帽子。如用过氧乙酸或含氯制剂时，必须戴防护眼镜。

5. 仔细了解患者患病前和患病期间居住的房间、活动场所、用过的物品、家具、吐泻物、污染物倾倒或存放地点，以及污水排放处等，以便确定消毒范围，并根据不同对象及其污染情况，选择适宜的消毒方法。

6. 进入疫点时，应先消毒有关通道。如疫点较大，应先用喷雾消毒的方法在地面消毒出一条 1.5m 左右的宽通道，供消毒前的测量、采样和其他处理。

7. 测量污染范围内需消毒的房屋体积及地面面积，以及需消毒的污染量。

8. 必要时，检验人员对不同消毒对象进行消毒前采样。

9. 消毒前应关闭门窗，将水缸盖好，将未被污染的贵重衣物、饮食类物品、名贵字画及陈列品收藏好。

10. 如是呼吸道传染病，可使用压缩式喷雾、气溶胶喷雾或消毒剂熏蒸法对室内空气进行消毒。

11. 如是肠道传染病，在关闭门窗前，应先在室内灭蝇，然后再进行消毒。

12. 消毒室内地面、墙壁、家具和陈设物品时，应按照先上后下、先左后右的方法，依次进行。

13. 患者用过的餐（饮）具、污染的衣物若不能集中在消毒站消毒时，可在疫点进行煮沸或浸泡消毒。进行浸泡消毒时，必须使消毒液浸透被消毒物品；进行擦拭消毒时，必须反复擦拭 2～3 次。对污染重、经济价值不大的物品，征得患者同意后进行焚烧。当几个房间内均需消毒时，按先外后内，由污染轻到污染重的顺序。

14. 室内消毒后，应对厕所、垃圾、下水道口、自来水龙头或饮用水井等进行消毒。

15. 对患者密切接触者进行卫生处理。

16. 疫点消毒工作完毕后，先对消毒人员的衣物、胶靴喷洒消毒后再脱下。脱下的衣物，应将污染面向内卷在一起，放在布袋中带回消毒。将所有消毒工具表面以消毒剂进行擦拭消毒。

17. 消毒指导人员与负责终末消毒人员，应共同填写疫点消毒工作记录，及时上报。必要时，采样进行消毒效果检测与评价。

18. 离开现场前，嘱其在达到消毒作用时间后开窗通风，擦拭打扫。

第九章

小区消毒

一、小区消毒注意事项

如果小区暴发了传染病，因消毒人员非专业人士，常存在整个小区的消毒不彻底、过度消毒、方法采用不对等多重问题。

1. 消毒杀虫器械混用。消毒与杀虫器械虽然类似，但是应分开，内部存留的杀虫剂与消毒水混合，易产生中毒气体，对人体有害。

2. 消毒液配比稀释不合理。并不是消毒剂越浓，消毒效果越好，只有达到一定比例才可以发挥一定的消毒效果，须严格按照说明书配比。过高、过低浓度的消毒液达不到消毒效力。

3. 室外空气消毒。最好的室外空气消毒就是紫外线消毒，不需要对空气进行消毒，可以对多人使用的地方，如健身器械扶手等处擦拭消毒。

4. 重要区域垃圾站未消毒。

5. 对人员进行消毒。消毒液对人体有害，不可对着人员直接喷洒消毒。

6. 电梯等金属物品用含氯消毒剂喷洒后没有及时用抹布擦干。含氯消毒剂对金属具有腐蚀作用，喷洒后应及时用抹布擦拭，或选用对金属没有腐蚀的消毒液消毒。

二、公共楼道消毒

根据物体表面被使用或接触的频率，确定日常预防性消毒的频率。经常使用或触摸的物体表面应1次/天，不易触及的物体表面可1次/周。用250～500mg/L含氯（溴）消毒剂消毒或125～250mg/L二氧化氯消毒剂拖擦或喷洒消毒，作用时间30min，期间人员不可出入。消毒原则是由上至下、倒退的方式进行，尽可能覆盖所有楼道地面、各宿舍和房间外门及门外地垫等。

三、电梯消毒

（一）物体表面

由于电梯是一个较密闭而狭小的空间，人员集中，而且流动性大，所以除要保持电梯的清洁卫生外，还应对各部位的表面进行消毒，电梯的表面包括墙、顶、地面、电话、按钮、扶手处等经常触摸的部位，可用有效氯（溴）含量为 250～500mg/L、0.05%～0.1% 过氧乙酸、250mg/L 过氧化氢的消毒液擦拭或喷洒，消毒 30min，每天 1 次。如果电梯的周围为金属材料，消毒后应该用清洁的湿布擦去残留的消毒剂，以防对其腐蚀，或者选用添加防腐蚀剂的二溴海因，或者在按钮处贴保鲜膜保护按键等。传染病流行期间，每天至少消毒 2～3 次。

（二）空气消毒

尽可能保持良好的自然通风。如有条件，在电梯内安装换气扇等通风设施。用有效氯（溴）含量为 1000mg/L、二氧化氯 500mg/L、0.2%～0.5% 的过氧乙酸、3% 过氧化氢等消毒剂进行喷雾消毒，密闭 1h 后打开门通风。传染病流行期间，每天消毒 1～2 次。

四、活动室体育器材等公共设施消毒

小件耐腐蚀物品可浸入有效氯（溴）含量为 500～1000mg/L 的消毒溶液中 30min；大件器材用消毒溶液拖擦或喷洒，可用含二氧化氯、有效氯（溴）含量为 250～500mg/L 的溶液，喷雾、喷洒或擦拭，消毒顺序是先上后下、先左后右，作用时间 30～60min。对于布类、皮类等不耐湿、不耐腐蚀器材，可采用氯己定或聚六甲基胍消毒液浸泡消毒，作用时间 30～60min。

室内体育器材应在使用后消毒或每天消毒 1 次。传染病流行期间，应增加消毒次数或采取即时消毒。室外器材应定期清洁，消毒方法同上。

五、垃圾站消毒

没有明确的传染病患者污染，可正常作为生活垃圾分类丢弃和处理，不需要对垃圾消毒；用 500～1000mg/L 含氯（溴）消毒剂对垃圾桶进行喷洒或擦拭消毒，每天消毒 1 次。如果怀疑受到污染，对垃圾喷洒 10 000～20 000mg/L 的含氯（溴）消毒液，作用时间 60min，对垃圾包装袋喷洒 1000～2000mg/L 含氯（溴）消毒液，作用时间 30min，对垃圾桶（建议有盖）喷洒 1000～2000mg/L 含氯（溴）消毒液，作用时间 30min。

第十章

居家消毒

一、居家消毒常见错误

1. 居民回家后关闭门窗。此举不利于室内空气流通，易造成一个房间内人员的交叉感染。房屋内最好的空气消毒就是开窗通风。

2. 用乙醇进行空气消毒。乙醇是易燃易爆物品，切不可对空气进行喷洒消毒，日常可用作物体表面擦拭消毒。

3. 快递未消毒。疫情期间，所有从外面拿回房间的物品外包装均应进行有效消毒，最好无接触取货。对于不加热烹饪的瓜果蔬菜，应浸泡消毒。

二、正确收取快递包裹

尽可能在固定地点（如快递柜）取件，实现无接触交接，出门前佩戴口罩和手套，避免人员聚集。如需当面接收，请与快递员保持距离。

尽量在户外拆快递，外包装不要拿回家中，按照生活垃圾分类处理即可。使用 500mg/L 含氯（溴）消毒剂、75% 乙醇等消毒剂对内外包装进行喷雾或擦拭，全方位做一个消毒，每一面都要完全浸润，能够看到表面有薄薄一层水雾，消毒才算到位，如果包装不止一层，需逐层消毒，作用时间 30min 后再拿回家拆内包装；取出包裹后，耐高温物品，可采用煮沸 15min 进行消毒，耐腐蚀物品可用 500mg/L 含氯（溴）消毒剂喷洒消毒或浸泡 30min 消毒，不耐腐蚀物品用 75% 乙醇消毒剂擦拭消毒，作用 5min。处理完快递后，及时摘下手套，按"七步洗手法"进行手部清洁，最后摘下口罩，再次洗手。

三、卧室空气消毒

1. 首选自然通风，尽可能打开门窗，促进空气流通。
2. 通风条件不良的建筑，宜采用风扇加强通风换气。
3. 紫外线灯照射消毒，每次作用 30min，其间禁止人员进入。

四、家具物体表面消毒

对经常使用或接触的物体如门窗、桌椅、门把手、开关按键等物体表面每天清洁，必要时用有效氯（溴）含量为 250 ～ 500mg/L 的消毒液擦拭消毒。消毒原则为先上后下、先左后右、由内向外进行擦拭或喷雾消毒，作用时间不少于 30min，然后用清水与干净的抹布擦去残留的消毒剂。

五、瓜果、蔬菜、肉等消毒

收菜、整理时注意佩戴口罩、橡胶手套。肉类无须消毒，将其浸泡清洗数遍即可。鸡蛋放置在冷藏或阴凉处，烹饪前，须将鸡蛋外壳清洗干净。不易脱水、变质的蔬菜（如土豆、胡萝卜、洋葱等）可在阳台通风放置一段时间。易脱水、变质的蔬菜（如青菜、蒜苗、豆芽等）可用慢速水流、浸泡清洗，沥干后存储。冷链食品可对其外包装进行消毒，烹饪前用慢速水流冲洗表面亦可，无须对里面的食物进行消毒。米面粮油一般都是自动化生产，本身受到污染的概率极小，只需对购买回家的米面粮油外包装消毒即可，不立即食用的，可放在通风处一段时间。

六、手卫生消毒

手卫生是切断病原微生物传播的一个重要环节，需特别注意执行手卫生措施。首选机械冲洗，使用洗手液和流动水按"七步洗手法"正确洗手；也可选用含醇速干手消毒剂或醇类复配速干手消毒剂；有肉眼可见污染物时应当先使用洗手液在流动水下洗手，然后按上述方法消毒。"七步洗手法"步骤见图 10-1。

第一步：洗手掌。流动水湿润双手，涂抹洗手液（或肥皂）至整个手掌、手背。掌心相对，五指并拢，相互揉搓。

第二步：搓手背。手心对手背，沿指缝相互揉搓，双手交换进行。

第三步：清指缝。掌心相对，双手手指交叉沿指缝揉搓，双手交换进行。

第四步：洗指背。弯曲手指关节，半握拳，使关节在另一手掌心旋转揉搓，双手交换进行。

第五步：洗拇指。一手握住另一手拇指旋转揉搓，双手交换进行。

第六步：洗指尖。将五个手指指尖并拢，放在另一手掌心旋转揉搓，交换进行。

第七步：洗手腕。一手揉搓另一手手腕，双手交换进行（必要时进行）。

七步洗手法可总结为内、外、夹、弓、大、立、腕七字口诀，注意七步揉搓时间不少于 15s。总洗手时间不少于 3min。

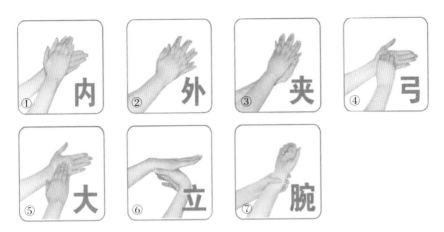

图 10-1 七步洗手法

①掌心搓掌心；②手指交错，相互揉搓，双手互换；③手指交错，掌心搓手背，双手互换；④指尖摩擦掌心，双手互换；⑤指腹摩擦掌心，双手互换；⑥拇指在掌中转动，双手互换；⑦一手旋转揉搓另一只手的腕部，交替进行

七、交通工具消毒

车厢表面、台面、把手等易接触部位的预防性消毒，可用含 500mg/L 有效氯（溴）的含氯（溴）消毒剂（如次氯酸钠、优氯净、二溴海因等），或 250mg/L 二氧化氯，或 0.2% 过氧乙酸溶液进行喷雾或擦拭消毒，作用 30min 后，用清水擦拭干净，去除残留消毒剂。对于织物或皮革类座椅表面，用季铵盐含量为 800～1200mg/L 的消毒液喷洒消毒。每天消毒 1 次。如果有座椅套和扶手套，应定期清洗消毒，保持清洁，可在 50℃条件下，用含二氧化氯或有效溴（氯）的消毒洗衣粉清洗消毒。

第十一章

酒店、餐饮店消毒

一、酒店、餐饮店消毒注意事项

1. 对于通风不良的房间应首选物理消毒方法，如安装机械通风设施。实在没有条件的情况下可以喷洒稀释过的含氯消毒剂消毒。

2. 紫外线消毒灯不能直接照射人员。

二、厨房消毒

（一）餐具的消毒

餐（饮）具消毒前必须先清洗干净，将水沥干后再放进消毒柜内，这样既能缩短消毒的时间，也有利于消毒柜的保养。放入柜内的餐（饮）具，最好竖放，不要重叠，要留有间隙，一次消毒物品不要放置太多，一般在总容积的2/3～3/4为宜，每天1次，作用30min（具体可参考产品说明书）。消毒过程中不可打开柜门，消毒结束后，柜内温度较高，待凉后方可开柜取物。未消毒的餐（饮）具不要和消毒过的餐（饮）具混入柜内，以免交叉感染。也可选用化学消毒，可用有效溴（氯）含量为250mg/L的消毒溶液浸泡30min，清洗后晒干备用。

（二）刀和砧板等炊具的消毒

生熟操作用具分开清洗、消毒。刀和砧板等炊具使用后应清洗消毒。首选流通蒸汽100℃作用20min或煮沸15min。不耐热的可用化学消毒法，可用有效溴（氯）含量为250～500mg/L的消毒溶液浸泡30min，清洗后备用。存放熟食的冰箱、清洗用水池、放置食品原料的周转箱等应每天清洁后消毒。方法为用有效溴（氯）含量为250～500mg/L的消毒溶液擦拭或浸泡30min，清洗后备用。垃圾要及时清运，未清运的垃圾应置于有盖的桶内，每天用有效溴（氯）含量1000mg/L的消毒溶液喷洒垃圾桶内外表面。

（三）工作人员消毒

工作人员应穿清洁的工作服，要做好手的清洗消毒，以检不出致病菌视为消毒合格。厨师烹调食物前要洗手，工作时应戴口罩、穿工作服，按"七步洗手法"洗净双手，用75%乙醇手消毒液擦拭双手，然后用干手机吹干或自然风干。加工直接入口食品前，加工时间过长时中间应随时洗手，处理食品原料后，接触与食品无关的物品后及上厕所后等情况下必须重新洗手消毒。

三、公共厕所消毒

（一）物体表面消毒

应保持内外环境整洁，地面无废弃物，公用设施应保持完好、清洁，卫生间无积水、无积粪，便池无污垢，室内无明显臭味。对地面、墙壁及经常使用或触摸的部位如门窗、门把手、水龙头、洗手池、便池等部位可用有效氯（溴）含量为500mg/L的消毒液拖擦或喷洒，作用30～60min，每天1次。传染病流行期，每天消毒2～3次。

（二）空气消毒

打开门窗通风换气。可安装通风设备，并保证正常运转。排风扇每周清洁消毒1次。先用自来水冲去挡板上的积尘，去除污垢，然后用有效氯（溴）含量为500mg/L的消毒液浸泡30min后用清水冲净，晾干后使用。用有效氯（溴）含量为1000mg/L、二氧化氯500mg/L、0.2%～0.5%过氧乙酸、3%过氧化氢等消毒剂进行喷雾消毒，密闭1h后打开窗通风。传染病流行期间，每天消毒2～3次。

（三）垃圾桶

用有效氯5000mg/L的消毒剂喷洒消毒，作用时间30min以上。

（四）排泄物

如有少量排泄物在地面，采用一次性吸水材料（抹布等）蘸取有效氯5000～10 000mg/L含氯消毒液清除，清除过程中避免接触排泄物。

四、公共浴室消毒

（一）物体表面消毒

对地面、墙壁及经常接触的部位等物体表面，用0.1%过氧乙酸或有效氯（溴）含量为250～500mg/L的消毒溶液拖擦或喷洒，消毒原则为先上后下、先左后右进行喷雾、喷洒或擦拭消毒，作用时间不少于30min，每天至少1次。更衣柜用0.05%过氧乙酸溶液或有效氯（溴）含量为250mg/L的消毒液擦拭，每天1次，消毒原则为先内后外、先上后下。

（二）空气消毒

尽可能打开门窗自然通风，通风不良的，应安装机械通风设施。使用空调系统的，应保证送风安全，保证充足的新风输入，所有排风要直接排到室外，未使用空调时，要关闭回风通道。对沐浴室每天用紫外线灯消毒 1 次，作用30min。

五、凉菜间消毒

生熟操作用具必须分开清洗、消毒。室内空气消毒采取紫外线辐射消毒，每天 1 次，作用 30min。

六、空调设备消毒

做好空调与通风设施的定期清洁工作，过滤网与过滤器每周清洗 1 次，将过滤器（网）取下，用清水冲洗干净，再用 250～500mg/L 的含氯（溴）或过氧化氢消毒剂浸泡消毒 15～30min，消毒后用水冲洗，晒干。整个系统内部至少每年找专业人员彻底清洗 1 次，采用有效氯（溴）含量为 250～500mg/L 的消毒液，做擦拭或浸泡消毒。

第十二章

水面舰艇、潜艇消毒

一、物体表面消毒

船舱、走廊、甲板等应保持整洁；丢弃的生活垃圾应集中，到达码头时统一处理；卫生间的设施应保持完好，使池无枳水、池内无排泄物、无污垢，无明显臭味。对扶梯、门把手、床架、桌椅、洗漱台等表面，应用 75% 乙醇擦拭消毒，也可用 1000mg/L 复合季铵盐消毒液或有效氯含量为 250～500mg/L 消毒液擦拭或喷洒消毒，喷洒使用手提式压缩喷雾器喷雾，30min 后用清洁的湿抹布擦去残留的消毒液。

二、空气消毒

在舰艇、潜艇条件允许下，首选自然通风；空调通风时，应保证足够的新风输入，做好空调与通风设施的定期清洁工作。在长航期间或其他无法自然通风时，首选卫生部门安全备案的空气消毒剂或使用移动式紫外线消毒灯，作用 30min 以上。紫外线照射结束后，打开舱门 1h 后人员方可进入。使用臭氧消毒器消毒时，应紧闭门窗、按设定程序经过 1 个消毒周期完成消毒处理，作用 30～120min。

三、餐饮具消毒

应先清洗后消毒。首选物理消毒方法，流通蒸汽 100℃作用 20～30min，或煮沸消毒作用 15～30min，或使用餐具消毒柜进行消毒。无上述条件时，可选用 0.1%～0.2% 过氧乙酸溶液或有效氯（溴）含量为 250～500 mg/L 的消毒液浸泡 30min，消毒后用清水冲洗，以去除残留消毒剂，保洁备用。

第十三章

医疗场所消毒

一、医疗场所消毒注意事项

1. 不能只对病房的地面消毒，墙壁、桌面等均要消毒。

2. 患者房间内的垃圾扎紧后应在表面喷洒消毒再统一处置。

3. 如病房内空调装备老旧，空调打开时不宜开窗。

二、病房内空气消毒

1. 首选自然通风 30min。

2. 过氧化氢空气消毒剂，含量 1.5% ～ 3%，采用气溶胶喷雾法，喷洒后，密闭门窗作用 60min。

3. 过氧乙酸，喷雾或熏蒸，配成有效含量 0.2% 的水溶液，7ml/m³ 喷雾，作用时间 60min，或 15% 过氧乙酸进行熏蒸，作用 60 ～ 120min。

4. 二氧化氯空气消毒剂，二氧化氯含量 250mg/L，采用气溶胶喷雾法，喷洒后，关闭门窗，作用 60min。

5. 空气消毒机：如紫外线空气消毒机或臭氧空气消毒机等，照射消毒 30min（具体使用方法和安装，参照产品说明书执行）。

三、地面和墙壁消毒

1. 对细菌繁殖体和病毒的污染，用 0.2% ～ 0.5% 过氧乙酸溶液、500 ～ 1000mg/L 二溴海因溶液、1000 ～ 2000mg/L 有效氯含氯消毒剂溶液喷雾。泥土墙吸液量为 150 ～ 300ml/m²，水泥墙、木板墙、石灰墙为 100ml/m²。对上述各种墙壁消毒剂溶液不宜超过其洗液量。地面消毒先由外向内喷雾 1 次，喷药量为 200 ～ 300ml/m²，待室内消毒完毕后，再由内向外重复喷雾一次。以上消毒处理，作用时间应不少于 60min。

2. 有芽孢污染时应用 0.5% ～ 1.0% 过氧乙酸溶液或 30000mg/L 有效氯消毒剂进行喷洒。喷洒量与繁殖体污染物相同，作用时间不少于 120min。

四、患者消毒

（一）患者衣服、被褥消毒

1. 被细菌繁殖体或病毒污染时，耐热、耐湿的纺织品可煮沸消毒 30min，或用流通蒸汽消毒 30min，或用 250～500mg/L 有效氯的含氯消毒剂浸泡 30min；不耐热的毛衣、毛毯、被褥、化纤尼龙制品等，可采用过氧乙酸熏蒸消毒。熏蒸消毒时，将欲消毒衣服悬挂室内（勿堆积一处），密闭门窗，糊好缝隙，每立方米用 15% 过氧乙酸 7ml（1g/m³），放置瓷或玻璃容器中，加热熏蒸 1～2h。

2. 被细菌芽孢污染时，也可采用过氧乙酸熏蒸消毒。熏蒸消毒方法与被繁殖体污染时相同，用药量为每立方米 15% 过氧化酸 20ml（3g/m³）；或将被消毒物品置环氧乙烷消毒柜中，在温度为 54℃、相对湿度为 80% 的条件下，用环氧乙烷气体（800mg/L）消毒 4～6h；或用高压灭菌蒸汽进行消毒。

（二）患者食物、餐（饮）具消毒

1. 瓜果、蔬菜类可用 0.2%～0.5% 过氧乙酸溶液浸泡 10min，或用 12mg/L 臭氧水冲洗 60～90min。患者的剩余饭菜不可再食用，煮沸 30min，或用 20% 漂白粉乳剂、50000mg/L 有效氯含量消毒剂溶液浸泡消毒 2h 后处理。也可焚烧处理。

2. 餐（饮）具首选煮沸消毒 15～30min，或流通蒸汽消毒 30min，也可用 0.5% 过氧乙酸溶液、250～500mg/L 二溴海因溶液或 250～500mg/L 有效氯含氯消毒剂溶液浸泡 30min 后再用清水洗净。

（三）患者排泄物、呕吐物和垃圾消毒

1. 稀薄的排泄物或呕吐物　每 1000ml 可加漂白粉 50g 或 2000mg/L 有效氯含氯消毒剂溶液 2000ml，搅匀放置 2h。无粪的尿液每 1000ml 加入干漂白粉 5g 或次氯酸钙 1.5g 或 10 000mg/L 有效氯含氯消毒剂溶液 100ml 混匀放置 2h。成形粪便不能用干漂白粉消毒，可用 20% 漂白粉乳剂（含有效氯 5%）或 5000mg/L 有效氯含氯消毒剂溶液 2 份加于 1 份粪便中，混匀，作用时间 2h。

2. 垃圾消毒　可燃物质尽量焚烧，也可喷洒 1000mg/L 有效氯含氯消毒剂溶液，作用 60min 以上。消毒后深埋。

五、食堂消毒

食堂地面、电梯及经常使用或接触的物体表面如门窗、柜台、桌椅、门把手等部位，每天进行湿式清洁，并保持这些部位或物体表面的清洁干燥。根据物体表面被使用或接触的频率，确定日常预防性消毒的频率。经常使用或触摸的物体表面应每天消毒 1 次，不易触及的物品表面可每周消毒 1 次。①用有效

溴（氯）含量为 250 ～ 500mg/L 的消毒溶液拖擦或喷洒 30min。②用含醇和氯己定或聚六亚甲基胍的消毒液，配成含氯己定或聚六亚甲基胍 3000 ～ 5000mg/L 的消毒液，擦拭、喷洒，作用 15 ～ 30min，或浸泡消毒物品。传染病流行期间或发现疑似传染病患者时，应增加消毒剂量或采取即时消毒。

六、尸体处理

对鼠疫、霍乱和炭疽患者的尸体用 0.5% 过氧乙酸溶液浸湿的布单严密包裹，口、鼻、耳、肛门、阴道要用浸过 0.5% 过氧乙酸的棉球堵塞后尽快送至火葬场火化。

参考文献

陈昭斌，2020.消毒学概论.北京：人民卫生出版社.

马莉，胡洁，2021.消毒员.北京：人民卫生出版社.

孙文俊，秦思刚，韦婷婷，2023.远紫外线技术在公共交通疫情防控中的应用.城市轨道交通研究，26（6）：174–179.

王陈龙，胡龙飞，龙军，等，2016.脉冲紫外强光杀菌技术的作用机理及应用前景.中国消毒学杂志，33（11）：1104–1107.

薛广波，2002.现代消毒学.北京：人民军医出版社.

张鲁敬，张继恩，钱春妹，等，2018.复合溶葡萄球菌酶溶液对微生物的杀灭效果.上海交通大学学报（农学科学版），36（6）：60–65.

GB 26373—2020，醇类消毒剂卫生要求.

GB/T 36758—2018，含氯消毒剂卫生要求.

GB 27953–2020，疫源地消毒剂通用要求.

GB 27952–2020，普通物体表面消毒剂通用要求.

GB 15982–2012，医院消毒卫生标准.

GB 27948–2020，空气消毒剂通用要求.

GB 27949–2020，医疗器械消毒剂通用要求.

GB 27950–2020，手消毒剂通用要求.

GB 28235–2020，紫外线消毒器卫生要求.

附 录

附表 1 疫点终末消毒工作记录表

编号：

患者姓名：

传染病诊断名称： 确诊日期：

转移类别：住院 / 转院 / 迁居 / 痊愈 / 死亡

消毒地点：

通知消毒单位： 联系人： 电话：

通知消毒日期： 年 月 日 时 完成消毒日期： 年 月 日 时

对象	消毒因子	作用浓度或强度	作用时间（min）	消毒方式

备注：1.消毒剂名称： 有效成分含量： 失效期限：

2.应用浓度的配制：

执行消毒单位：

执行消毒人员：

填表日期：

附表 2　疫点终末消毒效果检验记录表

编号：

患者姓名：　　　　　　　　　　　　传染病诊断名称

消毒地点：　　　　　　　　　　　　通知消毒单位：

联系人：　　　　　　　　　　　　　电话：

消毒日期：　　年　　月　　日　　时

样品名称	消毒前样本			消毒后样本		
	编号	采样时间	结果	编号	采样时间	结果

完成检验时间：

检验单位：

填表日期：　　　　　　　　　　检验人员：　　　　　　　　复核人：